金陵全書

丁編·文獻類

肘後備急方

（晉）葛洪 撰

南京出版傳媒集團
南京出版社

圖書在版編目（CIP）數據

肘後備急方 /（晋）葛洪撰.-- 南京：南京出版社，2021.4

（金陵全書）

ISBN 978-7-5533-3189-8

Ⅰ.①肘… Ⅱ.①葛… Ⅲ.①方書－中國－晋代 Ⅳ.①R289.337

中國版本圖書館CIP數據核字（2021）第029207號

書　　名　【金陵全書】（丁編・文獻類）

　　　　　肘後備急方

作　　者　（晋）葛洪

出版發行　南京出版傳媒集團

　　　　　南 京 出 版 社

　　　　　社址：南京市太平門街53號　　郵編：210016

　　　　　網址：http://www.njcbs.cn　　電子信箱：njcbs1988@163.com

　　　　　聯系電話：025-83283893、83283864（營銷）　025-83112257（編務）

出 版 人　項曉寧

出 品 人　盧海鳴

責任編輯　程　瑶　余世瑶

裝幀設計　楊曉崗

責任印製　楊福彬

製　　版　南京新華豐製版有限公司

印　　刷　南京凱德印刷有限公司

開　　本　889毫米×1194毫米　1/16

印　　張　48

版　　次　2021年4月第1版

印　　次　2021年4月第1次印刷

書　　號　ISBN　978-7-5533-3189-8

定　　價　800.00元

南京出版社

圖書專營店

總序

南京，古稱金陵，中國著名的四大古都之一，是國務院首批公佈的國家歷史文化名城。

南京有着六十萬年的人類活動史，近二千五百年的建城史，約四百五十年的建都史，享有『六朝古都』『十朝都會』的美譽。南京歷史的興衰起伏在某種程度上可以説是中國歷史的一個縮影。在中華民族光輝燦爛的歷史長河中，古聖先賢在南京創造了舉世矚目、富有特色的六朝文化、南唐文化、明文化和民國文化，爲中華民族文化的傳承和發展做出了不朽貢獻。然而，由於時代的遞遷、戰争的破壞以及自然的損毁等原因，歷史上南京的輝煌成就以物質文化形態留存下來的相對較少，見諸文獻典籍的則相對較多。南京文獻内涵廣博，卷帙浩繁，版本複雜。截至一九四九年中華人民共和國成立，南京文獻留存下來的有近萬種，在全國歷史文化名城中名列前茅。以六朝《世説新語》《文心雕龍》《昭明文選》，唐朝《建康實録》，宋朝《景定建康志》《六朝事迹編類》，元朝《至正金陵新志》，明朝《洪武京城圖志》《金陵古今圖考》《客座贅語》，清朝《康熙江寧府志》《白下瑣言》，民國《首都計劃》《首都志》《金陵古蹟圖考》等爲代表的南京地方文獻，不僅是南京文化的集中體現，也是中華民族優秀傳統文化的重要組成部分。這些南京文獻，積澱貯存了歷代南京人民的經驗和智慧，翔實地反映了南京地區的社會變遷，是研究南京乃至全國政治、經濟、軍事、文化、外交和民風民俗的重要資料。

歷史上的南京文化輝煌燦爛，各類圖書典籍琳琅滿目。迄今爲止，南京文獻曾經有過三次不同程度的整理。

第一次是距今六百多年前的明朝永樂年間，明朝中央政府在南京組織整理出版了《永樂大典》。《永樂大典》正文二萬二千八百七十七卷，凡例和目録六十卷，分裝成一萬一千零九十五册，總字數約三億七千萬字。書中保存了中國上自先秦、下迄明初的各種典籍資料達七八千種，是中國古代最大的類書。

第二次是民國年間，南京通志館編印了一套《南京文獻》。《南京文獻》每月一期，從一九四七年元月至一九四九年二月共刊行了二十六期，收入南京地方文獻六十七種，包括元明清到民國各個時期的著作，其中收録的部分民國文獻今天已經成爲絶版。

第三次是二〇〇六年以來，南京出版社選取部分南京珍貴文獻，整理出版了一套《南京稀見文獻叢刊》點校本，到二〇二〇年，已經出版了六十九册一百零五種，時代上起六朝，下迄民國，在學術普及方面做出了一定的貢獻。

中華人民共和國成立以來，尤其是改革開放以來，南京的政治、經濟、文化建設飛速發展，但南京文獻的全面系統整理出版工作一直没有得到應有的重視，這與南京這座國家歷史文化名城的地位頗不相稱。據調查，目前有關南京的各類文獻主要保存在南京圖書館、南京市檔案館，以及全國各地的高等院校、科研院所、圖書館、檔案館、博物館，少數流散於民間和國外。一方面，廣大讀者要查閲這些收藏在全國各地的南京文獻殊爲不便；另一方面，許多珍貴的南京文獻隨着歲月的流逝而瀕臨損毁和失傳。南京文獻的存史、資治、教化、育人功能没有得到應有的發揮。

盛世修史（志）。在中華民族和平崛起和大力弘揚民族傳統文化、全力發展民族文化事業的大背景下，在建設『文化南京』的發展思路下，中共南京市委、南京市人民政府於二〇〇九年十二月做出决定，將南京有史以來的地方文獻進行全面系統的匯集、整理和影印出版，輯爲《金陵全書》（以下簡稱《全書》），以更好地搶救和保護鄉邦文獻，傳承民族文化，推動學術研究，促進南京文化建設；同時，也更爲有効地增加南京文獻存世途徑，提昇南京文獻地位，凸顯南京文獻價值。

爲編纂出能够代表當代最高學術水平和科技成就，又經得起時間檢驗的《全書》，我們將編纂工作分成三個階段進行。第一個階段爲調研階段，主要對南京現存文獻的種類、數量、保存現狀以及收藏地點等進行深入細緻的調研，召集專家學者多次進行學術論證和可操作性論證，撰寫出可行性調查報告，爲科學決策提供依據，此項工作主要由中共南京市委宣傳部和南京出版社組織完成。第二個階段爲啓動階段，以二〇〇九年十二月二十四日召開的『《金陵全書》編纂啓動工作會』爲標志，市委主要領導親自到會動員講話，市委宣傳部對《全書》的編纂出版工作作了明確部署。在廣泛徵求專家學者意見的基礎上，確定了《全書》的總體框架設計，確定了將《全書》列爲市委宣傳部每年要實施的重大文化工程，確定了主要參編責任單位和責任人，並分解了任務。第三個階段爲編纂出版階段，主要在全國範圍内進行資料的徵集、遴選和圖書的版式設計、複製、排版及印製工作。

爲了確保《全書》編纂出版工作的順利進行，中共南京市委、南京市人民政府成立了專門的編纂出版組織機構。其中編輯工作領導小組，由中共南京市委、市政府領導以及相關成員單位主要負責人組成；《全書》的編纂出版工作由市委宣傳部總牽頭；學術指導委員會，由蔣贊初、茅家琦、梁白泉等一批全國著名的專家學者組成，負責《全書》的學術審核和把關。

《全書》分爲方志、史料、檔案和文獻四大類。自二〇一〇年起，計劃每年出版四十册左右。鑒於《全書》的整理出版工作難度較大，周期較長，在具體操作中，我們採取了分工協作的方式。市委宣傳部和南京出版社負責《全書》的總體策劃，其中方志部分，主要由南京市地方志編纂委員會辦公室和南京出版傳媒集團·南京出版社共同承擔；史料和文獻部分，主要由南京圖書館承擔；檔案部分，主要由南京市檔案局（館）承擔。《全書》的編輯出版，得到了江蘇省文化廳、江蘇省新聞出版局、江蘇省檔案局（館）、南京大學、南京圖書館、南京市文廣新局、南京市社科聯（社科院）、南京市文聯、金陵圖書館以及各區委宣傳部和地方志辦公室等單位及社會各界的熱情鼓勵和大力支持，尤其是得到了中國國家圖書館和全國各地（包括港臺地區）高等院校、科研院所、圖書館、檔案館、博物館等藏書單位的鼎力相助，在此表示深深的謝意！

我們相信，在中共南京市委、南京市人民政府的長期不懈支持下，在各部門、各單位的積極配合和衆多專家學者的共同努力下，這項功在當代、利在千秋的傳世工程一定能够圓滿完成。

《金陵全書》編輯出版委員會

凡例

一、《金陵全書》（以下簡稱《全書》）收録的南京文獻，分爲方志、史料、檔案和文獻四大類。

二、《全書》按上述四大類分爲甲、乙、丙、丁四編，以不同的封面顔色加以區分；每編酌分細類，原則上以成書時代爲序分爲若幹册，依次編列序號。

三、《全書》收録南京文獻的地域範圍，包括了清代江寧府所轄上元、江寧、句容、溧水、高淳、江浦、六合。

四、《全書》收録的南京文獻，其成書年代的下限爲一九四九年。

五、《全書》收録方志、史料和文獻，盡量選用善本爲底本。《全書》收録的檔案以學術價值和實用價值較高爲原則，一般選用延續時間較長、相對比較完整的檔案全宗。

六、《全書》收録的南京文獻底本如有殘缺、漫漶不清等情況，必要時予以配補、抽換或修描，以保證全書完整清晰；稿本、鈔本、批校本的修改、批注文字等均保留原貌。

七、《全書》收録的南京文獻，每種均撰寫提要，置於該文獻前，以便讀者了解其作者生平、主要内容、學術文化價值、編纂過程、版本源流、底本採用等情況。

八、《全書》所收文獻篇幅較大時，分爲序號相連的若幹册；篇幅較小的文獻，則將數種合編爲一册。

九、《全書》統一版式設計，大部分文獻原大影印；對於少數原版面過大或過小的文獻，適當進行縮小或放大處理，並加以説明。

十、《全書》各册除保留文獻原有頁碼外，均新編頁碼，每册頁碼自爲起訖。

提要

《肘後備急方》八卷，晋葛洪撰。

葛洪，字稚川，號抱朴子，丹陽句容（今江蘇句容縣）人。人稱葛仙翁，是著名的醫藥學家、煉丹術家、道教理論家。其祖父葛系在三國時代歷任吏部侍郎、御史中丞、大鴻臚，父親葛悌在吳平後入晋，任邵陵太守。葛洪十三歲喪父，家道中落，但十分好學，師從叔祖葛玄弟子鄭隱學習煉丹術。青年時入伍從軍，歷任將兵都尉、伏波將軍、關内侯、廣州刺史（嵇含）的參軍等官爵。後無意仕途，醉心於養生得道，自東晋咸和初年辭官到廣東惠州羅浮山煉丹、行醫、佈道、著述，晚年（六十歲後）攜家人離開羅浮山隱居在浙江寧波及安徽寧國一帶山中潛心煉丹，直至逝世。其生卒年代及壽年説法不一，生卒有西晋太康二年（二八一）至東晋咸康七年（三四一）、西晋太康四年至東晋興寧二年（三六四）、西晋太康五年至東晋興寧三年三種，壽年分别有六十一歲和八十一歲兩種，《晋書》載葛洪『卒年八十一』。葛洪曾在所撰《神仙傳》中有『平仲節於晋穆帝永和元年（三四五）五月一日去世』的記載，可知葛洪之死當在三四五年之後，此述佐證葛洪年壽不是六十一，而是八十一。

葛洪一生著述甚豐，有詩賦、雜談、兵事、方技等，達六百多卷，如《晋書·葛洪傳》中所載，『博聞深洽，江左絕倫，著述篇章，富於班馬』。涉及醫藥的有《金匱藥方》《玉函方》《神仙服食藥方》《服食方》《玉函煎方》《黑髮酒方》《抱朴子養生論》《抱朴子》等，爲推動傳統醫藥學、道教理論以及煉丹術的發展做出了重要貢獻。葛洪著述雖多，但大多已亡佚，現存且與醫藥有關的當數《肘後備急方》和《抱朴子内篇》。

《肘後備急方》稱謂甚多，有《肘後救卒方》《肘後百一方》《補闕肘後方》《補闕肘後百一方》《附廣肘後方》《葛仙翁肘後備急方》《肘後神方》《葛氏方》《葛氏肘後方》等。此前葛洪的《玉函方》彙編了晋代以前各種醫藥著作，爲方便急病治療所需，又從《玉函方》中選取簡易有效的藥方，彙編了這部袖珍著作。所謂『肘後』是説這部書篇幅小，可以掛在胳膊肘上隨時攜帶，類似於現代醫書的『口袋書』『袖珍急症手册』等；『備急』即應急之意，以應臨床救急方便檢索應用之需。《肘後備急方》收載有可供急救治療各種急性傳染病及内外婦兒五官科的各種病症的單方、驗方及針灸、外治療法，對於每一病候，略述病源，詳列病症，細論治法。所載多爲民間常用的單方、驗方，簡要易得，是以簡、便、驗、廉爲特點的我國第一部臨床急症治療手冊。葛洪謂此書所載藥物大多是鄉野之間、溝旁籬下易得之物，不必花錢，即使買藥，價錢也非常便宜且容易買到，既簡單方便，又靈驗有效，不會對病人增加負擔，改變了以前的救急藥方不易懂、藥物難找、價錢昂貴的弊病。他尤其強調灸法的使用，用淺顯易懂的語言，清晰明確地注明了各種灸的使用方法，只要把握灸的分寸，不懂得針灸的人也能使用。該書深受百姓的歡迎，並爲後世醫家廣泛使用。

此書雖卷帙不多，但内容豐富，有科學價值，是兩晋南北朝時期重要的方書著作，也是現存最早的急症診治專著，其中對某些傳染性疾病（瘟疫）和寄生蟲病的症狀、病因、治法等的認識，在中國乃至世界醫學史上也是絕無僅有的，對今天的非典、禽流感及新冠肺炎等現代瘟疫的防治都有一定指導價值。書中對天花、恙蟲病以及恙蟎等的描述都屬於首創，遠遠早於世界其他國家，書中提倡用狂犬腦組織治療狂犬病，被認爲是中國免疫思想的萌芽。尤其是對南方一帶流行的疫癘、瘧疾、腳氣等常見病提出了合理的治療方法，是晉代以前嶺南地區醫藥經驗的全面總結，對於今天嶺南地區常見多發的疑難雜症的治療與預防都有重要的指導意義。青蒿治瘧就是葛洪在此書中最早提出的，所載的獨特制服方法啟示了屠呦呦，從而發現抗瘧新藥青蒿素，挽救了衆多瘧疾患者的生命，屠呦呦也因此成爲中國首位諾貝爾生理學或醫學獎獲得者。本書醫學價值不僅僅在於臨床實用性，更在於對後世中醫臨床急症的診療具有開創性的貢獻，一直受到後世醫家的推崇。

《肘後備急方》原書共八十六首（篇），南北朝時期陶弘景修訂時合併爲七十九篇，並增補二十二篇，全書分上中下三卷，共一〇一篇（首），更名爲《補闕肘後百一方》。由於在流傳過程中多次修訂，卷次篇目均有改變，且葛、陶二家混在一起，很難分辨。其後，金代楊用道以葛洪的《肘後備急方》和陶弘景的《補闕肘後百一方》爲主體，並摘錄宋朝唐慎微《證類本草》中的方子，列於同篇之末，冠以『附方』二字，取名爲《附廣肘後方》，全書分爲八卷，共計七十篇（方第一至方第七十三，其中缺方第四十四、四十五和四十六三篇），即今《肘後備急方》的定本。

《金陵全書》收録的《肘後備急方》以南京圖書館藏清光緒十七年（一八九一）廣州藏修堂《六醴齋醫書》刻本爲底本影印出版。原書版框尺寸横長十一點三厘米，縱高十四點八厘米，現調整爲横長十三點五厘米，縱高十七點八厘米。

梅全喜

葛仙翁肘後備急方目錄

卷之一

卷之三

卷之五

卷之六

卷之七

卷之八

葛仙翁肘後備急方目錄終

葛仙翁肘後備急方卷之一

瘦樵程永培校

救卒中惡死方第一

救卒死或先病痛或常居寢臥奄忽而絶皆是中死救之方

一方取葱黄心刺其鼻男左女右入七八寸若使目中血出佳扁鵲法同是後吹耳條中葛嘗言此云吹鼻故别爲一法

又方令二人以衣塞口吹其兩耳極則易又可以筒吹之並捧其肩上側身遠之莫臨死人上

又方以葱葉刺耳耳中鼻中血出者莫怪無血難治有血是候時當捧兩手勿放之須臾死人自當舉手撈人言痛乃止男刺左鼻女刺右鼻中令入七八寸餘大效亦治自縊死與此扁鵲方同

又方以綿漬好酒中須臾置死人鼻中手按令汁

入鼻中并持其手足莫令驚

又方視其上唇裏絃絃者有白如黍米大以針決去之

又方以小便灌其面數迴卽能語此扁鵲方法

又方取皁莢如大豆吹其兩鼻中嚏則氣通矣

又方灸其唇下宛宛中承漿穴十壯大效矣

又方割雄雞頸取血以塗其面乾復塗并以灰營死人一周

又方以管吹下部令數人牙吹之氣通則活

又方破白犬以搨心上無白犬白鷄亦佳

又方取雄鴨就死人口上斷其頭以熱血瀝口中并以竹筒吹其下部極則易人氣通下即活

又方取牛馬糞尙濕者絞取汁灌其口中令入喉若口已禁者以物强發之若不可强者乃扣齒下若無新者以人溺解乾者絞取汁此扁鵲云

又方以繩圍其死人肘腕男左女右畢伸繩從背

上大槌度以下又從此灸橫行各半繩此法三灸各三卽起

又方令爪其病人人中取醒不者捲其手灸下文頭隨年

又方灸鼻人中三壯也

又方灸兩足大指爪甲聚毛中七壯此華佗法一云三七壯

又方灸臍中百壯也

扁鵲法又云斷㹠尾取血飲之并縛㹠以枕之死

人須臾活

又云半夏末如大豆吹鼻中

又方搗女青屑重一錢匕開口内喉中以水苦酒

立活

按此前救卒死四方并後尸蹷事並是魏大夫傳

中正一眞人所說扁鵲受長桑公子法尋此傳出

世在葛後二十許年無容知見當是此法久已在

世故或言楚王或言趙王兼立語次第亦參差故也

又張仲景諸要方搗薤汁以灌鼻中

又方割丹雄雞冠血管吹內鼻中

又方以雞冠及血塗面上灰圍四邊立起見上

又方猪脂如雞子大苦酒一升煮沸以灌喉中

又方大豆二七枚以雞子白并酒和盡以吞之

救卒死而壯熱者礬石半斤水一斗半煮消以漬

脚令沒踝

救卒死而目閉者騎牛臨面搗薤汁灌之耳中吹皁莢鼻中立效

救卒死而張目及舌者灸手足兩爪後十四壯了飲以五毒諸膏散有巴豆者

救卒死而四支不收矢便者馬矢一升水三斗煮取二斗以洗之又取牛洞一升温酒灌口中洞者稀糞也灸心下一寸臍上三寸臍下四寸各

一百壯差

若救小兒卒死而吐利不知是何病者馬矢一丸絞取汁以吞之無濕者水煮取汁

又有備急三物丸散及裴公膏並在後備急藥條中救卒死尤良亦可臨時合用之凡卒死中惡及尸蹷皆天地及人身自然陰陽之氣忽有乖離否隔上下不通偏竭所致故雖涉死境猶可治而生緣氣未都竭也當爾之時兼有鬼神於其間故亦

可以符術而獲濟者

附方

扁鵲云中惡與卒死鬼擊亦相類已死者爲治皆參用此方

搗菖蒲生根絞汁灌之立差尸厥之病卒死脉猶動聽其耳中如微語聲股間暖是也亦此方治之

孫眞人治卒死方以皁角末吹鼻中

救卒死尸蹷方第二

尸蹷之病卒死而脉猶動聽其耳中循循如嘯聲而股間暖是也耳中雖無嘯聲而脉動者故當以尸蹷救之方

以管吹其左耳中極三度復吹右耳三度活

又方擣乾菖蒲以一棗核大著其舌下

又方灸鼻人中七壯又灸陰囊下去下部一寸百壯若婦人灸兩乳中間又云爪刺人中良久又

針人中至齒立起

此亦全是魏大夫傳中扁鵲法即趙太子之患又張仲景云尸一蹷脉動而無氣氣閉不通故靜然而死也

以菖蒲屑内鼻兩孔中吹之令人以桂屑著舌下又云扁鵲法治楚王效

又方剔左角髮方二寸燒末以酒灌令入喉立起也

又方以繩圍其臂腕男左女右繩從大椎上度下行脊上灸繩頭五十壯活此是扁鵲秘法見上

又方熨其兩脇下取竈中墨如彈丸漿水和飲之須臾三四以管吹耳中令三四人更牙吹之又小管吹鼻孔梁上塵如豆著中吹之令入差

又方白馬尾二七莖白馬前脚目二枚合燒之以苦酒丸如小豆開口吞二丸須臾服一丸

又方針百會當鼻中入髮際五寸針入三分補之

針足大指甲下肉側去甲三分又針足中指甲上各三分大指之內去端韭葉又針手少陰銳骨之端各一分

又方灸膻中穴二十八壯

救卒客忤死方第三

客忤者中惡之類也多於道門外得之令人心腹絞痛脹滿氣衝心胸不卽治亦殺人救之方

灸鼻人中三十壯令切鼻柱下也以水漬粳米

取汁一二升飲之口已禁者以物強發之

又方擣墨水和服一錢七

又方以銅器若瓦器貯熱湯器著腹上轉冷者撤去衣器親肉大冷者易以熱湯取愈則止

又方以三重衣著腹上銅器著衣上稍稍少許茅於器中燒之茅盡益之勿頓多也取愈乃止

又方以繩橫度其人口以度其臍去四面各一處灸各三壯令四火俱起差

又方横度口中折之令上頭著心下灸下頭五壯

又方眞丹方寸七蜜三合和服口噤者折齒下之

扁鵲治忤有救卒符并服鹽湯法恐非庸世所能

故不載而此病即今人所謂中惡者與卒死鬼擊

亦相類爲治參取而用之已死者

擣生菖蒲根絞取汁含之立差

卒忤停尸不能言者桔梗燒二枚末之服

又方末細辛桂分等内口中

又方雞冠血和真珠丸如小豆內口中與三四枚差

若卒口噤不開者末生附子置管中吹內舌下即差矣

又方人血和真珠如梧桐子大二丸折齒納喉中令下

華佗卒中惡短氣欲死灸足兩母指上甲後聚毛中各十四壯即愈未差又灸十四壯前救卒死

方三七壯已有其法

又張仲景諸要方麻黃四兩杏人七十枚甘草一兩以水八升煮取三升分令咽之通治諸感忤

又方韮根一把烏梅二十箇茱萸半斤以水一斗煮之以病人櫛內中三沸櫛浮者生沉者死煮得三升與飲之

又方桂一兩生薑三兩梔子十四枚豉五合搗以酒三升攪微煮之味出去滓頓服取差

飛尸走馬湯巴豆二枚杏人二枚合綿纏椎令碎著熱湯二合中指捻令汁出便與飲之炊間頓下飲差小量之通治諸飛尸鬼擊

又有諸丸散並在備急藥中客者客也忤者犯也謂客氣犯人也此蓋惡氣治之多愈雖是氣來鬼魅毒厲之氣忽逢觸之其衰歇故不能如自然惡氣治之入身而侵剋藏府經絡差後猶宜更爲治以消其餘勢不爾亟終爲患令有時輒發

附方

外臺秘要治卒客忤停尸不能言細辛桂心等分內口中

又方燒桔梗二兩末米飲服仍呑麝香如大豆許佳

廣利方治卒中客忤垂死麝香一錢重研和醋二合服之卽差

治卒得鬼擊方第四

鬼擊之病得之無漸卒著如人刀刺狀胷脇腹內絞急切痛不可抑按或即吐血或鼻中出血或下血一名鬼排治之方

灸鼻下人中一壯立愈不差可加數壯

又方升麻獨活牡桂分等末酒服方寸匕立愈

又方灸臍下一寸三壯

又方灸臍上一寸七壯及兩踵白肉際取差

又方熟艾如鴨子大三枚水五升煮取二升頓服

之

又方鹽一升水二升和攪飲之并以冷水噀之勿令即得吐須臾吐即差

又方以粉一撮著水中攪飲之

又方以湇酒吹內兩鼻中

又方斷白犬一頭取熱犬血一升飲之

又方割鷄冠血以瀝口中令一咽仍破此鷄以搶心下冷乃弃之於道邊得烏鷄彌佳妙

又方牛子矢一升酒三升煮服之大牛亦可用之

又方刀鞘三寸燒末水飲之

又方燒鼠矢末服如黍米不能飲之以少水和內口中

又有諸九散並在備急藥條中今巫實見人忽有被鬼神所擺拂者或犯其行伍或遇相觸突或身神散弱或愆負所貽輕者因而獲免重者多見死亡猶如燕簡輩事非爲虛也必應死亦不可要自

不得不救爾

附方

古今録驗療妖魅猫鬼病人不肯言鬼方鹿角屑擣散以水服方寸匕即言實也

治卒魘寐不寤方第五

臥忽不寤勿以火照火照之殺人但痛嚙其踵及足拇指甲際而多唾其面即活又治之方

末皁角管吹兩鼻中即起三四日猶可吹又以

毛刺鼻孔中男左女右展轉進之

又方以蘆管吹兩耳并取病人髮二七莖作繩納鼻孔中割雄雞冠取血以管吹入咽喉中大效

又方末竈下黃土管吹入鼻中末雄黃并桂吹鼻中並佳

又方取非底泥塗目畢令人垂頭於井中呼其姓名即便起也

又方取韭搗以汁吹鼻孔冬月可掘取根取汁灌

於口中

又方以鹽湯飲之多少約在意

又方以其人置地利刀畫地從肩起男左女右令周面以刀鋒刺病人鼻令入一分急持勿動其人當鬼神語求哀乃問阿誰何故來當自乞去乃以指滅向所畫地當肩頭數寸令得去不可不具詰問之也

又方以死甑覆病人而上使人疾打破甑則寤

又方以牛蹄或馬蹄臨魘人上亦可治卒死青牛尤佳

又方擣雄黃細篩管吹納兩鼻中桂亦佳

又方菖蒲末吹兩鼻中又末內舌下

又方以甑帶左索縛其肘後男左女右用餘稍急絞之又以麻縛脚乃詰問其故約勑解之令一人坐頭守一人於戶內呼病人姓名坐人應曰諾在便蘇

卒魘不覺灸足下大指聚毛中二十一壯

人喜魘及惡夢者取火死灰著履下合枕

又方帶雄黄男左女右

又方灸兩足大指上聚毛中灸二十壯

又方用真麝香一字於頭邊

又方以虎頭枕尤佳

辟魘寐方取雄黄如棗核繫左腋下令人終身不

魘寐

又方眞赤罽方一赤以枕之

又方作犀角枕佳以青木香內枕中并帶

又方⿸厂鬼鬼鬼鬼鬼鬼治卒魘寐久書此字於紙燒令黑以少水和之內死人口中懸鑑死者耳前打之喚死者名不過半日卽活

魘臥寐不寤者皆魂魄外遊爲邪所執錄欲還未得所忌火照火照遂不復入而有燈光中魘者是本由明出但不反身中故耳

附方

千金方治鬼魘不悟皁莢末刀圭起死人

治卒中五尸方第六

五尸者飛尸遁尸風尸沉尸尸注也今所載方兼治之其狀腹痛脹急不得氣息上衝心胸旁攻兩脇或磥塊涌起或攣引腰脊兼治之方

灸乳後三寸十四壯男左女右不止更加壯數差

又方灸心下三寸六十壯

又方灸乳下一寸隨病左右多其壯數卽差

又方以四指尖其痛處下灸指下際數壯令人痛上爪其鼻人中又爪其心下一寸多其壯取差

又方破雞子白頓吞之戶閉者內喉中搖頓令下立差

又方破雞子白頓吞七枚不可再服

又方理商陸根熬以囊貯更番熨之冷復易雖有

飛尸者遊走皮膚洞穿藏府每發刺痛變作無常也遁尸者附骨入肉攻鑿血脉每發不可得近見屍喪聞哀哭便作也風尸者淫躍四肢不知痛之所在每發昏恍得風雪便作也沉尸者纏結藏府衝心脇每發絞切遇寒冷便作也尸注者舉身沉重精神錯雜常覺惛廢凡五尸之名其例皆相似而有小異者每節氣改變輒致大惡此一條別有治後熨也凡五尸即身中屍鬼接引也共爲病害經術甚有消滅之方而非世徒能用今復撰其經要以救其弊方

雄黄一兩 大蒜一兩 令相和似彈丸許內二合

熱酒中服之須臾差未差更作已有癖者常畜此藥也

又方乾薑桂分等末之鹽三指撮熬令青末合水服之即差

又方搗蒺藜子蜜丸服如胡豆二丸日三

又方粳米二升水六升煮一沸服之

又方猪肪八合銅器煎小沸投苦酒八合相和頓服即差

又方掘地作小坎水滿中熟攪取汁服之

又方取屋上四角茅內銅器中以三赤布覆腹著器布上燒茅令熱隨痛追逐蹠下痒即差若瓦屋削取四角柱燒之亦得極大神良者也

又方桂一赤薑一兩巴豆三枚合搗末苦酒和如泥以傅尸處燥即差

又方烏白根剉二升煮令濃去滓煎汁凡五升則入水一兩服五合至一升良

又方忍冬莖葉剉數斛煮令濃取汁煎之服如雞子一枚日二三服佳也

又方燒亂髮熬杏人等分擣膏和丸之酒服桐子大三九日五六服

又方龍骨三分藜蘆二分巴豆一分擣和井花水服如麻子大如法丸

又方漆葉暴乾擣末酒服之

又方鼉肝一具熟煮切食之令盡亦用蒜虀

又方斷鼈頭燒末水服可分爲三度當如肉者不

盡後發更作

又方雄黄一分梔子十五枚芍藥一兩水三升煮

取一升半分再服

又方梔子二七枚燒末服

又方乾薑附子各一兩桂二分巴豆三十枚去心

並生用搗篩蜜和搗萬杵服二丸如小豆大此

藥無所不治

又飛尸入腹刺痛死方凡犀角射罔五注丸並是好藥別在大方中治卒有物在皮中如蝦蟆宿昔下入腹中如杯不動搖掣痛不可堪過數日即煞人方

巴豆十四枚龍膽一兩半夏土瓜子各一兩桂一斤半合搗碎以兩布囊貯蒸熱更番以熨之

亦可煮飲少少服之

此本在雜治中病名曰陰尸得者多死

治尸注鬼注方第七

尸注鬼注病者葛云即是五尸之中尸注又挾諸鬼邪爲害也其病變動乃有三十六種至九十九種大約使人寒熱淋瀝怳怳默默不的知其所苦而無處不惡累年積月漸就頓滯以至於死死後復傳之旁人乃至滅門覺知此候者便宜急治之方

取桑樹白皮曝乾燒爲灰得二斗許著甑中蒸

令氣浹便下以釜中湯三四斗淋之又淋凡三度極濃止澄清取二斗以漬赤小豆二斗一宿曝乾乾復漬灰汁盡止乃濕蒸令熟以羊肉若鹿肉作羹進此豆飯初食一升至二升取飽滿微者三四斗愈極者七八斗病去時體中自覺痛痒淫淫或若根本不拔重爲之神驗也

又方桃人五十枚破研以水煮取四升一服盡當吐吐病不盡三兩日更作若不吐非注

又方杜蘅一兩莖一兩人參半兩許䈥子二七枚松蘿六銖赤小豆二七枚擣末散平旦溫服方寸匕晚當吐百種物若不盡後更服之也

又方獺肝一具陰乾擣末水服方寸匕日三一具未差更作姚云神良

又方朱砂雄黃各一兩鬼臼䔧草各半兩巴豆四十枚去心皮蜈蚣兩枚擣蜜和丸服如小豆不得下服二丸亦長將行之姚氏燒髮灰熬杏仁

紫色分等擣如脂猪脂和酒服梧桐子大日三服差

又有華佗狸骨散龍牙散羊脂丸諸大藥等並在大方中及成帝所受淮南丸並療疰易滅門女子小兒多注車注船心悶亂頭痛吐有此癇者宜辟方

車前子車下李根皮石長生徐長卿各數兩分等麤擣作方囊貯半合繫衣帶及頭若注船下

暴傪以和此共帶之又臨入船刻取此船自燒作屑以水服之

附方

子母秘錄治尸注燒亂髮如雞子大爲末水服之差

食醫心鏡主傳尸鬼氣咳嗽痃癖注氣血氣不通日漸羸瘦方桃人一兩去皮尖杵碎以水一升半煮汁著米煮粥空心食之

治卒心痛方第八

治卒心痛桃白皮煮汁宜空腹服之

又方桂末若乾薑末二藥並可單用温酒服方寸七須臾六七服差

又方驢矢絞取汁五六合及熱頓服立定

又方東引桃枝一把切以酒一升煎取半升頓服大效

又方生油半合温服差

又方黄連八兩以水七升煮取一升五合去滓温服五合每日三服

又方當戸以坐若男子病者令婦人以一杯水以飲之若婦人病者令男子以一杯水以飲之得新汲水尤佳又以蜜一分水二分飲之益良也

又方敗布裹鹽如彈丸燒令赤末以酒一盞服之

又方煮三沸湯一升以鹽一合攪飲之若無火作湯亦可用水

又方閉氣忍之數十度并以手大指按心下宛宛中取愈

又方白艾成熟者三升以水三升煮取一升去滓頓服之若為客氣所中者當吐出蟲物

又方苦酒一杯雞子一枚著中合攪飲之好酒亦可用

又方取竈下熱灰篩去炭分以布囊貯令灼灼爾便更番以熨痛上冷更熬熱

又方蒸大豆若煮之以囊貯更番熨痛處冷更易之

又方切生薑若乾薑半升以水二升煮取一升去滓頓服

又方灸手中央長指端三壯

又方好桂削去皮擣篩温酒服三方寸七不差者須臾可六七服無桂者末乾薑佳

又方横度病人口折之以度心厭下灸度頭三壯

又方畫地作五行字撮中央土以水一升攪飲之
也
又方吳茱萸二升生薑四兩豉一升酒六升煮三
升半分三服
又方人參桂心梔子擘甘草炙黄芩各一兩水六
升煮取二升分三服奇效
又方桃人七枚去皮尖熬研水合頓服良亦可治
三十年患

又方附子二兩炮乾薑一兩擣蜜丸服四丸如梧子大日三服

又方吳茱萸一兩半乾薑准上桂心一兩白朮二兩人參橘皮椒去閉口及子汗甘草炙黄芩當歸桔梗各一兩附子一兩半炮擣篩蜜和爲丸如梧子大日三稍加至十九十五丸酒飲下飯前食後任意效驗

又方桂心八兩水四升煮取一升分三服

又方苦參三兩苦酒升半煮取八合分再服亦可

用水無煮煮者生亦可用

又方龍膽四兩酒三升煮取一升半頓服

又方吳茱萸五合桂一兩酒二升半煎取一升分

二服效

又方吳茱萸二升生薑四兩豉一升酒六升煮取

二升半分爲三服

又方白雞一頭治之如食法水三升煮取二升去

雞煎汁取六合內苦酒六合入眞珠一錢復煎

取六合內末麝香如大豆二枚頓服之

又方桂心當歸各一兩梔子十四枚擣爲散酒服

方寸匕日三五服亦治久心病發作有時節者

也

又方桂心二兩烏頭一兩擣篩蜜和爲丸一服如

梧子大三丸漸加之

暴得心腹痛如刺方苦參龍膽各二兩升麻梔子

各三兩苦酒五升煮取二升分二服常大吐乃
差
治心疝發作有時激痛難忍方眞射菵吳茱萸分
等擣末蜜和丸如麻子服二丸日三服勿喫熱
食
又方灸心鳩尾下一寸名巨闕及左右一寸並百
壯又與物度頸及度脊如之令正相對也凡灸
六處

治久患常痛不能飲食頭中疼重方烏頭六分椒六分乾薑四分擣末蜜丸酒飲服如大豆四丸稍加之

又方半夏五分細辛五分乾薑二分人參三分附子一分擣末苦酒和丸如梧子大酒服五丸日三服

治心下牽急懊痛方桂三兩生薑三兩枳實五枚水五升煮取三升分三服亦可加术二兩膠飴

半斤

治心肺傷動冷痛方桂心二兩猪腎二枚水八升煮取三升分三服

又方附子二兩乾薑一兩蜜丸服四丸如梧子大日三服

治心痺心痛方蜀椒一兩熬令黄末之以狗心血丸之如梧子服五丸日五服

治心下堅痛大如椀邊如旋柈名爲氣分水飲所

結方枳實七枚炙术三兩水一斗煮取三升分

爲三服當稍軟也

若心下有積結來去痛者方吳茱萸末一升眞射

菵如彈丸一枚合搗以雞子白和丸丸如小豆

大服二九卽差

治心痛多唾似有虫方取六畜心生切作十四臠

刀縱橫各割之以眞丹一兩粉內割中旦悉吞

之入雄黄射香佳

饑而心痛者名曰饑痛龍膽附子黄連分等擣篩服一錢七日三度服之

附方

藥性論主心痛中惡或連腰臍者鹽如雞子大青布裹燒赤內酒中頓服當吐惡物

拾遺序延胡索止心痛末之酒服

聖惠方治久心痛時發不定多吐清水不下飲食

以雄黄二兩好醋二升慢火煎成膏用乾蒸餅丸如梧桐子大每服七丸薑湯下

又方治九種心痛妨悶用桂心一分爲末以酒一大盞煎至半盞去滓稍熱服立效

又方治寒疝心痛四肢逆冷全不飲食用桂心二兩爲散不計時候熱酒調下一錢匕

外臺秘要治卒心痛乾薑爲末水飲調下一錢

又方治心痛當歸爲末酒服方寸匕

又必效治蛕心痛熊膽如大豆和水服大效

又方取鰻鱺魚淡炙令熟與患人食一二枚永差

飽食彌佳

經驗方治四十年心痛不差黍米淘汁温服隨多

少

經驗後方治心痛薑黄一兩桂穰三兩爲末醋湯

下一錢七

簡要濟衆治九種心痛及腹脇積聚滯氣筒子乾

漆二兩擣碎炒煙出細研醋煮麪糊和丸如梧
桐子大每服五丸至七丸熱酒下醋湯亦得無
時服

姚和衆治卒心痛郁李人三七枚爛嚼以新汲水
下之飲温湯尤妙須臾痛止却煎薄鹽湯熱呷
之

兵部手集治心痛不可忍十年五年者隨手效以
小蒜釅醋煮頓服之取飽不用著鹽

治卒腹痛方第九

治卒腹痛方書舌上作風字又畫紙上作兩蜈蚣相交吞之

又方搗桂末服三寸匕苦酒人參上好乾薑亦佳

又方粳米二升以水六升煮二七沸飲之

又方食鹽一大把多飲水送之忽當吐即差

又方掘土作小坎水滿坎中熟攪取汁飲之

又方令人騎其腹溺臍中

又方米粉一升水二升和飲

又方使病人伏臥一人跨上兩手抄舉其腹令病人自縱重輕舉抄之令去牀三尺許便放之如此二七度止拈取其脊骨皮深取痛引之從龜尾至項乃止未愈更爲之

又方令臥枕高一尺許拄膝使腹皮踧氣入胷令人抓其臍上三寸便愈能乾咽吞氣數十遍者彌佳此方亦治心痛此即伏氣

治卒得諸疝小腹及陰中相引痛如絞自汗出欲
死方擣沙參末篩服方寸匕立差
此本在雜治中謂之寒疝亦名陰疝此治不差可
服諸利丸下之作走馬湯亦佳
治寒疝腹痛飲食下唯不覺其流行方椒二合乾
薑四兩水四升煮取二升去滓內飴一斤又煎
取半分再服數數服之
又方半夏一升桂八兩生薑一升水六升煮取二

升分爲三服

治寒疝來去每發絞痛方吳茱萸三兩生薑四兩豉二合酒四升煮取二升分爲二服

又方附子一枚椒二百粒乾薑半兩半夏十枚大棗三十枚粳米二升水七升煮米熟去滓一服一升令盡

又方肉桂一斤吳茱萸半升水五升煮取一升半分再服

又方牡蠣甘草桂各二兩水五升煮取一升半再服

又方宿烏雞一頭治如食法生地黄七斤合細剉之著甑蔽中蒸銅器承須取汁清旦服至日晡令盡其間當下諸寒癖訖作白粥漸食之久疝者下三劑

附方

博濟方治冷熱氣不和不思飲食或腹痛疞刺山

梔子川烏頭等分生擣爲末以酒和丸如梧桐
子大每服十五丸炒生薑湯下如小腸氣痛炒
茴香葱酒任下二十丸
經驗方治元藏氣發久冷腹痛虛瀉
應急大效玉粉丹生硫黄五兩青鹽一兩以上袞
細研以蒸餅爲丸如菉豆大每服五丸熱酒空
心服以食壓之
子母秘錄治小腹痛青黑或亦不能喘苦參一兩

醋一升半煎八合分二服

聖惠方治寒疝小腹及陰中相引痛自汗出以丹參一兩杵爲散每服熱酒調下二錢七佳

治心腹俱痛方第十

治心腹俱脹痛短氣欲死或已絶方取梔子十四枚豉七合以水二升先煮豉取一升二合絞去滓內梔子更煎取八合又絞去滓服半升不愈者盡服之

又方浣小衣飲其汁一二升即愈

又方桂二兩切以水一升二合煮取八合去滓頓服無桂者著乾薑亦佳

又方烏梅二七枚以水五升煮一沸内大錢二七枚煮得二升半强人可頓服羸人可分爲再服當下便愈

又方茱萸一兩生薑四兩豉三合酒四升煮取二升分爲三服即差

又方乾薑一兩巴豆二兩擣蜜丸一服如小豆二丸當吐下差

治心腹相連常脹痛方狼毒二兩附子半兩擣篩蜜丸如梧子大日一服一丸二日二丸三日後服三丸再一丸至六日服三丸自一至三以常服即差

又方吳茱萸一合乾薑四分附子細辛人參各二分擣篩蜜丸如梧子大服五丸日三服

凡心腹痛若非中惡霍亂則是皆宿結冷熱所爲今此方可採以救急差後要作諸大治以消其根源也

附方

梅師方治心腹脹堅痛悶不安雖未吐下欲死以鹽五合水一升煎令消頓服自吐下食出卽定不吐更服

孫眞人方治心腹俱痛以布裹椒薄注上火熨令

椒汗出良

十全方心脾痛以高良薑細剉炒杵末米飲調下一錢七立止

治卒心腹煩滿方第十一

治卒心腹煩滿又胷脇痛欲死方以熱湯令灼灼爾漬手足復易秘方

又方青布方寸鹿角三分亂髮灰二錢七以水三升煮令得一升五合去滓盡服之

又方剉薏苡根濃煮取汁服三升

又方取比輪錢二十枚水五升煮取三沸日三服

又方搗香菜汁服一二升水煮乾薑亦佳

又方即用前心痛支子豉湯法差

又方黄芩一兩杏仁二十枚牡蠣一兩水三升煮取一升頓服

治厥逆煩滿常欲嘔方小草桂細辛乾薑椒各二兩附子二兩炮搗蜜和丸服如桐子大四丸

治卒吐逆方灸乳下一寸七壯卽愈

又方灸兩手大拇指內邊爪後第一文頭各一壯

又灸兩手中央長指爪下一壯愈

此本雜治中其病亦是痰壅霍亂之例兼宜依霍亂條法治之人卒在此上條患者亦少皆因他病兼之耳或從傷寒未復或從霍亂吐下後虛燥或是勞損服諸補藥痞滿或觸寒熱邪氣或食飲協毒或服藥失度並宜各循其本源爲治不得專用

此法也

附方

千金方治心腹脹短氣以草豆蔻一兩去皮爲末

以木瓜生薑湯下半錢

斗門方治男子女人久患氣脹心悶飲食不得因

食不調冷熱相擊致令心腹脹滿方厚朴火上

炙令乾又蘸薑汁炙直待焦黑爲度擣篩如麪

以陳米飲調下二錢七日三服良亦治反胃氣上

瀉甚妙

經驗方治食氣遍身黄腫氣喘食不得心胷滿悶不蛀皁角去皮子塗好醋炙令焦爲末一錢七巴豆七枚去油膜二件以淡醋及研好墨爲九如麻子大每服三九食後陳橘皮湯下日三服隔一日增一九以利爲度如常服消酒食

梅師方治腹滿不能服藥煨生薑綿裹内下部中冷即易之

聖惠方治肺藏壅熱煩悶新百合四兩蜜半盞和

蒸令軟時時含一棗大嚥津

葛仙翁肘後備急方卷之一

第二冊

卷二

葛仙翁肘後備急方卷之二

治卒霍亂諸急方第十二

凡所以得霍亂者多起飲食或飲食生冷雜物以肥膩酒鱠而當風履濕薄衣露坐或夜臥失覆之所致

初得之便務令煖以炭火布其所臥下大熱減之又並蒸被絮若衣絮自苞冷易熱者亦可燒地令熱水沃敷薄布席臥其上厚覆之亦可作

灼灼爾熱湯著甕中漬足令至膝并銅器貯湯以著腹上衣藉之冷復易亦可以熨斗貯火著腹上如此而不淨者便急灸之但明案次第莫爲亂灸須有其病乃隨病灸之未有病莫預灸灸之雖未即愈要萬不復死矣莫以灸不即愈而止灸霍亂艾丸若不大壯皽亦不多本方言七壯爲可四五十無不便火下得活服舊方用理中丸及厚朴大豆豉通脈半夏湯先輩所用

藥皆難得今但疏良灸之法及單行數方用之

有效不減於貴藥已死未久者猶可灸

餘藥乃可難備而理中九四順厚朴諸湯可不預

合每向秋月常買自隨

卒得霍亂先腹痛者灸臍上十四壯名太倉在心

厭下四寸更度之

先洞下者灸臍邊一寸男左女右十四壯甚者至

三十四十壯名大腸募洞者宜瀉

先吐者灸心下二寸十四壯又并治下痢不止上氣灸五十壯名巨闕正心厭尖頭下一寸是也

先手足逆冷者灸兩足內踝上一尖骨是也兩足各七壯不愈加數名三陰交在內踝尖上三寸是也

轉筋者灸蹶心當拇指大聚筋上六七壯名湧泉

又灸足大指下約中一壯神驗

又方灸大指上爪甲際七壯

轉筋入腹痛者令四人捉手足灸臍左二寸十四

灸股中大筋上去陰一寸

若啘者灸手腕第一約理中七壯名心主當中指

下利不止者灸足大指本節內側寸白肉際左右

各七壯名大都

乾嘔者灸手腕後三寸兩筋間是左右各七壯名

間使若正厥嘔絶灸之便通

小品方起死

吐且下利者灸兩乳連黑外近腹白肉際各七壯

亦可至二七壯

若吐止而利不止者灸臍一夫納中七壯又云臍

下一寸二七壯

若煩悶湊滿者灸心厭下三寸七壯名胃管

又方以鹽內臍中上灸二七壯

若遶臍痛急者灸臍下三寸三七壯名關元良

治霍亂神祕起死灸法以物横度病人人中屈之

從心鳩尾飛度以下灸先灸中央畢更横灸左右也又灸脊上以物圍令正當心厭又夾脊左右一寸各七壯是腹背各灸三處也

華佗治霍亂已死上屋喚魂又以諸治皆至而猶不差者

捧病人腹臥之伸臂對以繩度兩頭肘尖頭依繩下夾背脊大骨穴中去脊各一寸灸之百壯不治者可灸肘椎已試數百人皆灸畢即起坐

佗以此術傳子孫代代皆祕之

右此前並是灸法

治霍亂心腹脹痛煩滿短氣未得吐下方

鹽二升以水五升煮取二升頓服得吐愈

又方生薑若乾薑一二升㕮咀以水六升煮三沸頓服若不即愈更可作無新藥煮滓亦得

又方飲好苦酒三升小老羸者可飲一二升

又方溫酒一二升以蠟如彈丸一枚置酒中消乃

飲無蠟以鹽二方寸匕代亦得

又方桂屑半升以煖飲二升和之盡服之

又方濃煮竹葉湯五六升令灼已轉筋處

又方取楠若樟木大如掌者削之以水三升煮三沸去滓令灼之也

又方服乾薑屑三方寸匕

又方取蓼若葉細切二升水五升煮三沸頓服之

煮乾蘇若生蘇汁卽亦佳

又方小蒜一升㕮咀以水三升煮取一升頓服之

又方以煖湯漬小蒜五升許取汁服之亦可

又方以人血合丹服如梧子大二丸

又方用生薑一斤切以水七升煮取二升分爲三
服

又方取賣解家机上垢如雞子大温酒服之差

又方飲竹瀝少許亦差

又方乾薑二兩甘草二兩附子一兩方三升煮取

一升内豬膽一合相和分爲三服

又方蘆蓬茸一大把濃煮飲二升差

若轉筋方燒鐵令赤以灼踵白肉際上近後當縱鐵以隨足爲留停令成瘡兩足皆爾須臾間熱入腹不復轉筋便愈可脱刀燒蝦尾用之即差

又方煮苦酒三沸以摩之合少粉尤佳以絮胎縛從當膝下至足

又方燒梔子二七枚研末服之

又方桂半夏等分末方寸七水一升和服之差

又方生太豆屑酒和服方寸七

又方燒蜈蚣膏傅之卽差

若轉筋入腸中如欲轉者

取雞矢白一寸水六合煮三沸頓服之勿令病

者知之

又方苦酒煮衣絮絮中令温從轉筋處裹之

又方燒編薦索三撮仍酒服之卽差

又方釜底黑末酒服之差

若腹中已轉筋者

當倒擔病人頭在下勿使及地腹中平乃止

若兩臂脚及胷脇轉筋

取鹽一升半水一斗煮令熱灼灼爾漬手足在胷脇者湯洗之轉筋入腹中倒擔病人令頭在下腹中平乃止若極者手引陰陰縮必死猶在倒擔之可活耳

若𤸅痢不止而轉筋入腹欲死

生薑一兩累擘破以酒升半煮合三四沸頓服之差

治霍亂吐下後心腹煩滿方

梔子十四枚水三升煮取二升內豉七合煮取一升頓服之嘔者加橘皮二兩若煩悶加豉一升甘草一兩蜜一升增水二升分爲三服

治霍亂煩躁臥不安穩方

蔥白二十莖大棗二十枚水三升煮取二升頓服之

治霍亂吐後大渴多飲則煞人方

以黄米五升水一斗煮之令得三升清澄稍稍飲之莫飲餘物也

崔氏云理中丸方

甘草三兩乾薑人參白术各一兩擣下篩蜜丸如彈丸覺不住更服一枚須臾不差仍溫湯一

斗以麋肉中服之頻頻三五度令差亦可用酒

服

四順湯治吐下腹乾嘔手足冷不止

乾薑甘草人參附子各二兩水六升煮取三升

半分爲三服若下不止加龍骨一兩腹痛甚加

當歸二兩胡洽用附子一枚桂一兩人霍亂亦

不吐痢但四支脉沉肉冷汗出渴者卽差

厚朴湯治煩嘔腹脹

厚朴四兩炙桂二兩枳實五枚炙生薑三兩以水六升煮取二升分爲三服

凡此湯四種是霍亂諸患皆治之不可不合也霍亂若心痛尤甚者此爲挾毒兼用中惡方治之

附方

孫真人治霍亂

以胡椒三四十粒以飲吞之

斗門方治霍亂

用黄杉木劈開作片一握以水濃煎一盞服之

外臺祕要治霍亂煩躁

燒亂髮如雞子大用鹽湯三升和服之不吐再

服

又方治霍亂腹痛吐痢

取桃葉三升切以水五升煮取一升三合分溫

二服

梅師方治霍亂心痛利無汗

取梨葉枝一大握水二升煎取一升服

又方治霍亂後煩躁臥不安穩

葱白二十莖大棗二十枚以水三升煎取二升

分服

兵部手集救人霍亂頗有神效

漿水稍酸味者煎乾薑屑呷之夏月腹肚不調

煎呷之差

孫用和治大瀉霍亂不止

附子一枚重七錢炮去皮臍爲末每服四錢水兩盞鹽半錢煎取一盞溫服立止集效方治吐瀉不止或取轉多四肢發厥虛風不省人事服此四肢漸暖神識便省

回陽散天南星爲末每服三錢入京棗三枚水一盞半同煎至八分溫服未省再服

聖惠方治霍亂轉筋垂死

敗蒲席一握細切漿水一盞煮汁溫溫頓服

又方治肝虚轉筋

用赤蓼莖葉切三合水一盞酒三合煎至四合

去滓溫分二服

又方治肝風虚轉筋入腹

以鹽半斤水煮少時熱漬之佳

孫尚藥治脚轉筋疼痛攣急者

松節一兩細剉如米粒乳香一錢右件藥用銀

石器由慢火炒令焦只留三分性出火毒研細

每服一錢至二錢熱木瓜酒調下應時筋病皆治之

古今錄驗方治霍亂轉筋

取蓼一手把去兩頭以水二升半煮取一升半頓服之

治傷寒時氣溫病方第十三

治傷寒及時氣溫病及頭痛壯熱脉大始得一日方

取旨兌根葉合搗三升許和之眞丹一兩水一升合煮絞取汁頓服之得吐便差若重一升盡服厚覆取汗差

又方小蒜一升搗取汁三合頓服之不過再作便差

又方烏梅二七枚鹽五合以水三升煮取一升去滓頓服之

又方取生杍木削去黑皮細切裹白一升以水二

升五合煎去滓一服八合三服差

又方取术丸子二七枚以水五升挼之令熟去滓盡服汁當吐下愈

又方雞子一枚著冷水半升攪與和乃復煮三升水極令沸以向所和水投湯中急攪令相得適寒溫頓服取汗

又方以真丹塗身令遍面向火坐令汗出差

又方取生蘘荷根葉合擣絞取汁服三四升

又方取乾艾三斤以水一斗煮取一升去滓頓服取汗

又方鹽一升食之以湯送之腹中當絞吐便覆取汗便差

又方取比輪錢一百五十七枚以水一斗煮取七升服汁盡之須臾復以五升水更煮令得一升以水二升投中合令得三升出錢飲汁當吐毒出也

又方取猪膏如彈丸者溫服之日三服三日九服
又方烏梅三十枚去核以豉一升苦酒三升煮取
一升半去滓頓服
又傷寒有數種人不能別令一藥盡治之者若初
覺頭痛肉熱脉洪起一二日便作葱豉湯用葱
白一虎口豉一升以水三升煮取一升頓服取
汗不汗復更作加葛根二兩升麻三兩五升水
煎取二升分再服必得汗若不汗更加麻黄二

兩又用葱湯研米二合水一升煮之少時下鹽豉後內葱白四物令火煎取三升分服取汗也

又方豉一升小男溺三升煎取一升分爲再服取汗

又方葛根四兩水一斗煎取三升乃內豉一升復煎取升半一服擣生葛汁服一二升亦爲佳也

若汗出不歇已三四日胷中惡欲令吐者

豉三升水七升煮取二升半去滓內蜜一兩又

煮三沸頓服安臥當得吐不差更服取差祕法

傳於子孫也

又方生地黃三斤細切水一斗煮取三升分三服

亦可服藜蘆吐散及苦參龍膽散

若已五六日以上者

可多作青竹瀝少煎令減當數數飲之厚覆取

汗

又方大黃黃連黃檗梔子各半兩水八升煮六七

沸內豉一升葱白七莖煮取三升分服宜老少

又方苦參二兩黃芩二兩生地黃半斤水八升煮取一升分再服或吐下毒則愈

若已六七日熱極心下煩悶狂言見鬼欲起走用乾茱萸三升水二升煮取一升後去滓寒溫服之得汗便愈此方恐不失必可用也秘之

又方大蚓一升破去以人溺煮令熱去滓服之

生絞汁及水煎之並善又絞糞汁飲數合至一

二升謂之黄龍湯陳久者佳

又方取白犬從背破取血破之多多爲佳當及熱

以薄胷上冷乃去之此治垂死者活無白犬諸

純色者亦可用之

又方取桐皮削去上黑者細擘之長斷令四寸一

束以酒五合以水一升煮取一升去滓頓服之

當吐下青黄汁數升即差

又方雞子三枚芒硝方寸匕酒三合合攪散消盡

服之

又方黄連三兩黄蘗黄芩各二兩梔子十四枚水六升煎取二升分再服治煩嘔不得眠

治時氣行垂死破棺千金煮湯苦參一兩㕮咀以酒二升半舊方用苦參酒煮令得一升半去滓適寒溫盡服之當間苦寒吐毒如溶膠便愈

又方大錢百文水一斗煮取八升内麝香當門子李子大末稍稍與飲至盡或汗或吐之

治溫毒發斑大疫難救黑膏生地黃半斤切碎好豉一升猪脂二斤合煎五六沸令至三分減一絞去滓末雄黃麝香如大豆者內中攪和盡服之毒從皮中出即愈

又方用生蝦蟆正爾破腹去腸乃搗吞食之得五月五日乾者燒末亦佳矣

黑奴丸胡洽小品同一名水解丸又一方加小麥黑敎一兩名爲麥奴丸俱支同此注

麻黄二兩大黄二兩黄芩一兩芒硝一兩釜底墨一兩竈突墨二兩梁上塵二兩擣蜜丸如彈丸新汲水五合末一丸頓服之若渇但與水須臾寒寒了汗出便解日移五赤不覺更服一丸此治五六日胷中大熱口噤名爲壞病不可醫治用此黑奴丸

又方大青四兩甘草膠各二兩豉八合以水一斗煑二物取三升半去滓内豉煑三沸去滓乃内

膠分作四服盡又合此治得至七八日發汗不解及吐下大熱甚佳

又方大黃三兩甘草二兩麻黃二兩杏人三十枚芒硝五合黃芩一兩巴豆二十粒熬擣蜜丸和如大豆服三丸當利毒利不止米飲止之家人視病者亦可先服取利則不相染易也此丸亦可預合置

麻黃解肌一二日便服之

麻黃甘草升麻芍藥石膏各一兩杏人二十枚貝齒三枚末之以水三升煮取一升頓服覆取汗出即愈便食豉粥補虛即宜也

又方麻黃二兩芩桂各一兩生薑三兩以水六升煮取二升分爲四服

亦可服葛根解肌湯葛根四兩芍藥二兩麻黃大青甘草黃芩石膏桂各一兩大棗四枚以水五升煮取二升半去滓分爲三服微取汗

三日已上至七八日不解者可服小柴胡湯柴胡八兩人參甘草黄芩各三兩生薑八兩無者乾薑三兩半夏五兩湯洗之大棗十二枚水九升煮取二升半分爲三服微覆取汗半日須臾便差若不好更作一劑

若有熱實得汗不解復滿痛煩躁欲謬語者可服大柴胡湯方柴胡半斤大黄二兩黄芩三兩芍藥二兩枳實十枚半夏五兩洗之生薑五兩大

棗十二枚水一斗煮取四升當分爲四服當微

利也

此四方最第一急須者若幸可得藥便可不營之

保無死憂諸小治爲防以窮極耳若病失治及治

不差十日已上皆名壞病唯應服大小鼈甲湯此

方藥分兩乃少而種數多非備急家所辦故不載

凡傷寒發汗皆不可使流離過多一服得微汗汗

絜便止未止粉之勿當風初得傷寒便身重腰背

痛煩悶不已脈浮面赤斑斑如錦文喉咽痛或下痢或狂言欲走此名中陽毒五日可治過此死宜用此方

雄黄甘草升麻當歸椒桂各一分水五升煮取二升半分三服溫覆取汗服後不汗更作一劑

若身重背强蟄蟄如被打腹中痛心下强短氣嘔逆脣青面黑四肢冷脈沉細而緊數此名中陰毒五日可治過此死用此方

甘草升麻各二分當歸椒各一分鼈甲一兩以
水五升煮取二升半分三服溫覆取汗汗不出
湯煮更作也

陰毒傷口鼻冷者乾薑桂各一分末溫酒三合服
之當大熱差凡陰陽二毒不但初得便爾或一二
日變作者皆以今藥治之得此病多死治熱病不
解而下痢困篤欲死者服此

大青湯方大青四兩甘草三兩膠二兩豉八合赤

石脂三兩以水一斗煮取三升分三服盡更作

日夜兩劑愈

又方但以水五升豉一升梔子十四枚韭白一把

煮取三升半分爲三服

又方龍骨半斤擣碎以水一斗煮取五升使極冷

稍稍飲其間或得汗即愈矣

又方黄連當歸各二兩乾薑一兩赤石脂二兩蜜

丸如梧子服二十九日三夜再

又方黄連二兩熟艾如鴨卵大以水二斗煮取一升頓服立止

天行諸痢悉主之黄連三兩黄蘗當歸龍骨各二兩以水六升煮取二升去滓入蜜七合又火煎取一升半分爲三服效

天行毒病挾熱腹痛下痢升麻甘草黄連當歸芍藥桂心黄蘗各半兩以水三升煮取一升服之當良

天行四五日大下熱痢黄連黄檗各三兩龍骨三兩艾如雞子大以水六升煮取二升分爲二服

忌食猪肉冷水

若下膿血不止者赤石脂一斤乾薑一兩粳米一升水七升煮米熟去滓服七合日三

又方赤石脂一斤乾薑二兩水五升煮取三升分二服若絞臍痛加當歸一兩芍藥二兩加水一升也

若人便堅閉令利者大黄四兩厚朴二兩枳實四枚以水四升煮取一升二合分再服得通者止之

若十餘日不大便者服承氣丸大黄杏人各二兩枳實一兩芒硝一合擣蜜和丸如彈丸和湯六七合服之未通更服

若下痢不能食者黄連一升烏梅二十枚炙燥並得擣末蠟如棋子大蜜一升合於微火上令可

丸丸如梧子大一服二丸日三

若小腹滿不得小便方細末雌黃蜜和丸取如棗核大内溺孔中令半寸亦以竹管注陰令痛朔之通

又方末滑石三兩葶藶子一合水二升煮取七合服

又方搗生葱薄小腹上參易之

治胷脇痞滿心塞氣急喘急方人參术各一兩枳

實一兩乾薑一兩擣蜜和丸一服一枚若嗽加

栝蔞二兩吐加牡蠣二兩日夜服五六丸不愈

更服

毒病攻喉咽腫痛方切商陸炙令熱以布藉喉以

熨布上冷復易

又方取眞蕳茹爪甲大內口中以牙小嚼汁以漬

喉當微覺異爲佳也

毒病後攻目方煮蜂窠以洗之日六七度佳

又方冷水漬青布以掩之

若生翳者燒豉二七粒末內管鼻中以吹之

治傷寒嘔不止方甘草一兩升麻半兩生薑三兩

橘皮二兩水三升煮取二升頓服之愈

又方乾薑六分附子四分末以苦酒丸如梧子大

一服三丸日三服

治傷寒啘不止方甘草三兩橘皮一升水五升煮

取三升分服日三取差

又方熟洗半夏末服之一錢一服

又方赤蘇一把水三升煮取二升稍稍飲

又方乾薑六分附子四分末苦酒丸如梧子大服三九日三服

比歲有病時行仍發瘡頭面及身須臾周匝狀如火瘡皆戴白漿隨决隨生不即治劇者多死治得差後瘡瘢紫黑彌歲方滅此惡毒之氣世人云永徽四年此瘡從西東流遍於海中煮葵菜以蒜虀

啖之即止初患急食之少飯下菜亦得以建武中於南陽擊虜所得仍呼爲虜瘡諸醫恭詳作治用之有效方

取好蜜通身上摩亦可以蜜煎升麻并數數食

又方以水濃煮升麻綿沾洗之苦酒漬彌好但痛難忍

其餘治猶依傷寒法但每多作毒意防之用地黄黑膏亦好

治時行病發黃方茵蔯六兩大黃二兩梔子十二枚以水一斗先煮茵蔯取五升去滓內二物又煮取三升分四服亦可兼取黃疸中雜治法差

比歲又有虜黃病初唯覺四體沉沉不快須臾見眼中黃漸至面黃及舉身皆黃急令溺白紙紙即如蘗染者此熱毒已入內急治之若初覺便作苽蒂赤豆散吹鼻中鼻中黃汁出數升者多差若已深應看其舌下兩邊有白脈彌彌處蘆刀割破之

紫血出數升亦歇然此須慣解割者不解割忽傷

亂舌下青脈血出不止便煞人方可燒紡軨鐵以

灼此脈令焦兼瓜蔕雜巴豆擣爲丸服之大小便

亦去黃汁破灼已後禁諸雜食又云有依黃坐黃

復須分別之方

切竹煮飲之

又方擣生瓜根絞取汁飲一升至二三升

又方醋酒浸雞子一宿吞其白數枚

又方竹葉切五升小麥七升石膏三兩末綿裹之以水一斗五升煮取七升一服一升盡喫即差也

又方生葛根汁二升好豉一升梔子三七枚茵蔯切一升水五升煮取三升去滓内葛汁分爲五服

又方金色脚雞雌雞血在治如食法熟食並飲汁令盡不過再作亦可下少鹽豉佳

治毒攻手足腫疼痛欲斷方用虎杖根剉煮適寒温以漬足令踝上有赤許水止之

又方以稻穰灰汁漬足

又方酒煮苦參以漬足差

又方鹽豉及羊尿一升擣令熟以漬之

又方細剉黄蘗五斤以水三斗煮漬之亦治攻陰

腫痛

又方作坎令深三赤少容兩足燒坎令熱以酒灌

坎中着屐踞坎中壅勿令泄

又方煮羊桃汁漬之雜少鹽豉尤好

又方煮馬矢若羊矢汁漬

又方猪膏和羊矢塗之亦佳

又方以牛肉裹腫處腫消痛止

又方搗常思草絞取汁以漬足

又方猪蹄一具合葱煮去滓内少鹽以漬之

毒病下部生瘡者燒鹽以深導之不過三

又方生漆塗之綿導之

又方大丸艾灸下部此謂窮無藥

又方取蚓三升以水五升得二升半盡服之

又方煑桃皮煎如粭以綿合導之

又方水中荇菜擣綿裹導之日五易差

又方櫸皮槲皮合煑汁如粘糖以導之又濃煑桃皮飲之最良

又方擣蛇莓汁服三合日三水漬烏梅令濃并内

崖蜜數數飲

若病人齒無色舌上白或喜睡眠憒憒不知痛痒處或下痢急治下部不曉此者但攻其上不以下爲意下部生蟲蟲食其肛肛爛見五臟便死治之方取雞子白內漆合攪還內殼中仰頭吞之當吐蟲則愈

又方燒馬蹄作灰細末猪脂和塗綿以導下部日數度差

又方桃人十五枚苦酒二升鹽一合煮取六合服之

又方燒艾於管中薰之令烟入下部中少雄黃雜妙此方是溪温故爾兼取彼治法

又有病𧏾下不止者烏頭二兩女萎雲實各一兩桂二分蜜丸如桐子水服五丸一日三服

治下部卒痛如烏啄之方赤小豆大豆各一升合擣兩囊貯蒸之令熱更坐即愈

此本在雜治中亦是傷寒毒氣所攻故凡治傷寒方甚多其有諸麻黃葛根桂枝柴胡青龍白虎四順四逆二十餘方並是至要者而藥難盡備且診候須明悉别所在撰大方中今唯載前四方尤是急須者耳其黃膏赤散在辟病條中預合初覺患便服之傷寒時行温疫三名同一種耳而源本小異其冬月傷於寒或疾行力作汗出得風冷至夏發名爲傷寒其冬月不甚寒多暖氣及西風使人

骨節緩憧受病至春發名爲時行其年歲中有癘氣兼挾鬼毒相注名爲温病如此診候並相似又貴勝雅言總名傷寒世俗因號爲時行道術符刻言五温亦復殊大歸終止是其途也然自有陽明少陰陰毒陽毒爲異耳少陰病例不發熱而腹滿下痢最難治也

附方

必效方治天行一二日者麻黄一大兩去節以水

四升煮去沫取二升去滓著米一匙及豉爲稀
粥取强一升先作熱湯浴淋頭百餘椀然後服
粥厚覆取汗於夜最佳
梅師方治傷寒汗出不解已三四日胷中悶吐豉
一升鹽一合水四升煎取一升半分服當吐
聖惠方治傷寒四日已嘔吐更宜吐以苦參末酒
下二錢得吐差
又方治時氣熱毒心神煩燥用藍澱半大匙以新

汲水一盞服

又方治時氣頭痛不止用朴硝三兩搗羅爲散生

油調塗頂上

又方治時氣煩渴用生藕汁一中盞入生蜜一合

令匀分二服

勝金方治時疾熱病狂言心燥苦參不限多少炒

黄色爲末每服二錢水一盞煎至八分温服連

煎三服有汗無汗皆差

博濟方治陰陽二毒傷寒黑龍丹舶上硫黄一兩以柳木槌研三兩日巴豆一兩和殼記箇數用二升鐺子一口先安硫黄鋪鐺底次安巴豆又以硫黄蓋之釅醋半升已來澆之盞子蓋合令緊密更以濕紙周回固濟縫勿令透氣縫紙乾更以醋濕之文武火熬常著人守之候裏面巴豆作聲數已半爲度急將鐺子離火便入臼中急搗令細再以少米醋并蒸餅少許再搗令冷

可丸如雞頭大若是陰毒用椒四十九粒葱白二莖水一盞煎至六分服一丸陽毒用豆豉四十九粒葱白二莖水一盞同煎吞一丸不得嚼破

孫用和方治陽毒入胃下血頻疼痛不可忍鬱金五箇大者牛黄一皂筴子别細研二味同爲散每服用醋漿水一盞同煎三沸温服

孫兆口訣治陰毒傷寒手足逆冷脈息沉細頭疼

腰重兼治陰毒欬逆等疾方

川烏頭乾薑等分爲麄散炒令轉色放冷再擣爲細散每一錢水一盞鹽一撮煎取半盞温服

又方治陰勝隔陽傷寒其人必燥熱而不欲飲水者是也宜服霹靂散附子一枚燒爲灰存性爲末蜜水調下爲一服而愈此逼散寒氣然後熱氣上行而汗出乃愈

聖惠方治陰毒傷寒四肢逆冷宜熨以吴茱萸一

升酒和勻濕絹袋二隻貯蒸令極熱熨脚心候
氣通暢勻暖即停熨累驗

唐崔元亮療時疾發黄心狂煩熱悶不認人者取
大括樓一枚黄者以新汲水九合浸淘取汁下
蜜半大合朴消八分合攪令消盡分再服便差
外臺秘要治天行病四五日結胷滿痛壯熱身體
熱苦參一兩剉以醋二升煮取一升二合盡飲
之當吐即愈天行毒病非苦參醋藥不解及温

覆取汗愈

又方救急治天行後嘔逆不下食食入即出取羊肝如食法作生淡食不過三度即止

又方以雞卵一枚煮三五沸出以水浸之外熟内熱則吞之良

聖惠方治時氣嘔逆不下食用半夏半兩湯浸洗七遍去滑生薑一兩同剉碎以水一大盞煎至六分去滓分二服不計時候温服

保師方治傷寒病噦不止半夏熟洗乾末之生薑
湯服一錢七
簡要濟衆治傷寒咳噫不止及噦逆不定
香一兩乾柹蔕一兩焙乾擣末人參煎湯下一
錢無時服丁香也
外臺祕要治天行毒病衄鼻是熱毒血下數升者
好墨末之雞子白丸如梧子用生地黄汁下一
二十丸如人行五里再服

又療傷寒已八九日至十餘日大煩渴熱勝而三焦有瘡䘌者多下或張口吐舌呵吁目爛口鼻生瘡吟語不識人除熱毒止痢方

龍骨半斤碎以水一斗煮取四升沉之井底令冷服五合漸漸進之恣意飲尤宜老少

梅師方治熱病後下痢膿血不止不能食

白龍骨末米飲調方寸七服

食療治傷寒熱毒下血羚羊角末服之即差又療

𤺋氣

聖惠方治傷寒狐惑毒蝕下部肛外如䘌痛痒不止雄黄半兩先用瓶子一箇口大者内入灰上如裝香火將雄黄燒之候烟出當病處熏之

又方主傷寒下部生䘌瘡用烏梅肉三兩炒令燥杵爲末煉蜜丸如梧桐子大以石榴根皮煎湯食前下十九

外臺祕要方崔氏療傷寒手足疼欲脱取羊屎煮

汁以灌之差止亦療時疾陰囊及莖熱腫亦可

煮黄蘗等洗之

梅師方治傷寒發豌豆瘡未成膿研芒消用猪膽

和塗上效

經驗後方治時疾發豌豆瘡及赤瘡子未透心煩

狂燥氣喘妄語或見鬼神

龍腦一錢細研旋滴猪心血和丸如雞頭肉大

每服一丸紫草湯下少時心神便定得睡瘡復

發透依常將息取安

藥性論云虎杖治大熱煩燥止渴利小便壓一切熱毒暑月和甘草煎色如琥珀可愛堪貯嘗之甘美瓶置井中令冷徹如水白瓷器及銀器中貯似茶啜之時人呼爲冷飲子又且尊於茗能破女子經候不通擣以酒浸常服有孕人勿服破血

治時氣病起諸復勞方第十四

凡得毒病愈後百日之內禁食猪犬羊肉并傷血及肥魚久膩乾魚則必大下痢下則不可復救又禁食麪食胡蒜韭薤生菜蝦鯷輩食此多致復發則難治又令到他年數發也

治篤病新起早勞及食飲多致欲死方

燒鱉甲服方寸七

又方以水服胡粉少許

又方粉三升以煖水和服之厚覆取汗

又方乾蘇一把水五升煮取二升盡服之無乾者

生亦可用加生薑四兩豉一升

又方鼠矢兩頭尖者二七枚豉五合以水三升煎

半頓服之可即温覆取汗愈有麻子人內一升

加水一升𤄙良亦可內枳實葱白一虎口也

又方取伏雞子殼碎之熬令黄黑細末熱湯服一

合温覆取汗

又方大黄麻黄各二兩梔子人十四枚豉一升水

五升煮取三升分再服當小汗及下痢

又方濃煮甘皮服之蘆根亦佳

食多而發復方燒飯篩末方寸匕良

治交接勞復陰卵腫或縮入腹腹中絞痛或便絶

方燒婦人月經衣服方寸匕

又方取豭子一枚撞之三十六放於戶中逐使喘

極乃刺脇下取血一升酒一升合和飲之若卒

無者但服血慎勿便冷應用豭豘

又方取所交接婦人衣覆男子上一食久活之

又方取猳㹠脛及血和酒飲之差

又方刮青竹節二升以水三升煮令五六沸然後絞去滓以竹節湯温服之此方亦通治勞復

又方礜石一分消三分末以大麥粥清可方寸七三服熱毒隨大小便出

又方取蓼子一大把水挼取汁飲一升乾者濃取汁服之葱頭擣以苦酒和服亦佳

又方蚯蚓數升絞取汁服之良

若病差後男接女病女接男病名陰陽易病復者亦必死

卒陰易病男女溫病差後雖數十日血脈未利尚有熱毒與之交接者即得病曰陰易殺人甚於時行宜急治之

令人身體重小腹急熱上衝胸頭重不能舉眼中生𦢊膝脛拘急欲死方

取婦人褌親陰上者割取燒末服方寸匕日三

小便卽利而陰微腫者此當愈得童女褌亦良

若女病亦可用男褌

又方鼠矢兩頭尖者二七枚藍一把水五升煑取

二升盡服之溫覆取汗

又方蚯蚓二十四枚水一斗煑取三升一服仍取

汗並良

又方末乾薑四兩湯和頓服溫覆取汗得解止

又方男初覺便灸陰三七壯若未已甚至百壯卽愈眼無妨陰道瘡復常

兩男兩女並不自相易則易之爲名陰陽交換之謂也

凡欲病人不復取女人手足爪二十枚又取女中下裳帶一尺燒灰以酒和米飲服之

大病差後小勞便鼻衄方

左顧牡蠣十分石膏五分擣末酒服方寸七日

三四亦可蜜丸服如梧子大

大病差後多虛汗及眼中流汗方

杜仲牡蠣分等暮臥水服五七則停不止更作

又方甘草二兩石膏二兩擣末以漿服方寸七日

二服差

又方龍骨牡蠣麻黃根末雜粉以粉身良

又差復虛煩不得眠眼中痛疼懊憹豉七合烏梅

十四枚水四升先煮梅取二升半內豉取一升

半分再服無烏梅用梔子十四枚亦得

又方黃連四兩芍藥二兩黃芩一兩膠三小挺水六升煮取三升分三服亦可內乳子黃二枚

又方千里流水一石揚之萬度二斗半半夏二兩洗之秫米一斗茯苓四兩合煮得五升分五服

附方

梅師方治傷寒差後交接發動困欲死眼不開不能語方

梔子三十枚水三升煎取一升服

治瘴氣疫癘温毒諸方第十五

辟瘟疫藥干散大麻人栢子人乾薑細辛各一兩附子半兩炮擣篩正旦以井華水舉家各服方寸匕疫極則日三服

老君神明白散术一兩附子三兩烏頭四兩桔梗二兩半細辛一兩擣篩正旦服一錢匕一家合藥則一里無病此帶行所遇病氣皆消若他人

有得病者便温酒服之方寸七亦得病已四五日以水二升煮散一升覆取汗出也

赤散方牡丹五分皁莢五分炙之細辛乾薑附子各三分肉桂二分真珠四分躑躅四分擣篩爲散初覺頭强邑邑便以少許內鼻中吸之取吐温酒服方寸七覆眠得汗卽差晨夜行及視病亦宜少許以內鼻粉身佳牛馬疫以一七著舌下溺灌日三四度甚妙也

度瘴散辟山瘴惡氣若有黑霧鬱勃及西南温風

皆爲疫癘之候方

麻黄椒各五分烏頭三分細辛朮防風桔梗桂

乾薑各一分擣篩平旦酒服一盞七辟毒諸惡

氣冒霧行尤宜服之

太乙流金方雄黄三兩雌黄二兩礬石鬼箭各一

兩半羖羊角二兩擣爲散三角絳囊貯一兩帶

心前并門户上月旦青布裹一刀圭中庭燒温

病人亦燒燻之卽差

辟天行疫癘雄黃丹砂巴豆礬石附子乾薑分等擣蜜丸平旦向日吞之一丸如胡麻大九日止令無病

常用辟温病散方眞珠肉桂各一分貝母三分熬之雞子白熬令黃黑三分擣篩歲旦服方寸匕若歲中多病可月月朔望服之有病卽愈病人服者當可大效

虎頭殺鬼方虎頭骨五兩朱砂雄黃雌黃各一兩半鬼臼皁莢蕪荑各一兩擣篩以蠟蜜和如彈丸絳囊貯繫臂男左女右家中懸屋四角月朔望夜半中庭燒一丸一方有菖蒲藜蘆無虎頭鬼臼皁莢作散帶之

趙泉黃膏方大黃附子細辛乾薑椒桂各一兩巴豆八十枚去心皮擣細苦酒漬之宿臘月猪膏二斤煎三上三下絞去滓密器貯之初覺勃色

便熱如梧子大一丸不差又服亦可火炙以摩身體數百遍佳并治賊風走遊皮膚並良可預合之便服即愈也

單行方術西南社中柏東南枝取暴乾末服方寸七立差

又方正月上寅日搗女青屑三角絳囊貯繫戶上帳前大吉

又方馬蹄木搗屑二兩絳囊帶之男左女右

又方正月朔旦及七月吞麻子小豆各二七枚又各二七枚投井中又以附子二枚小豆七枚令女子投井中

又方冬至日取雄赤雞作腊至立春煮食盡勿分他人二月一日取東行桑根大如指懸門戶上

又人人帶之

又方埋鵲於圊前

斷温病令不相染著斷髮仍使長七寸盜著病人

臥席下

又方以繩度所住戶中壁屈繩結之

又方容以艾灸病人牀四角各一壯不得令知之

佳也

又方取小豆新布囊貯之置井中三日出舉家男

服十枚女服二十枚

又方桃木中蟲矢末服方寸匕

又方鮑魚頭燒三指撮小豆七枚合末服之女用

豆二七枚

又方熬豉雜土酒漬常將服之

又方以鯽魚密致臥下勿令知之

又方栢子人細辛粽米乾薑三分附子一分水酒服方寸七日三服十日

又方用麥蘖服粽米乾薑又云麻子人可作三種服之

附方

外臺祕要辟瘟方

取上等朱砂一兩細研白蜜和丸如麻子大常以太歲日平旦一家大小勿食諸物面向東立各吞三七丸永無疾疫

葛仙翁肘後備急方卷之二終

備急方　卷之二

第三冊

卷三

葛仙翁肘後備急方卷之三

瘦樵程永培校

治寒熱諸瘧方第十六

治瘧病方鼠婦豆豉二七枚合搗令相和未發時服二丸欲發時服一丸

又方青蒿一握以水二升漬絞取汁盡服之

又方用獨父蒜於白炭上燒之末服方寸匕

又方五月五日蒜一片去皮中破之刀割令容巴

豆一枚去心皮內蒜中令合以竹挾以火炙之

取可熱搗爲三丸未發前服一丸不止復與一

丸

又方取蜘蛛一枚蘆管中密塞管中以綰頸過發

時乃解去也

又方日始出時東向日再拜畢正長跪向日叉手

當閉氣以書墨注其管兩耳中各七注又丹書

舌上言子日死畢復再拜還去勿顧安臥勿食

過發時斷卽差

又方多煮豉湯飮數升令得大吐便差

又方取蜘蛛一枚著飰中合丸吞之

又方臨發時擣大附子下篩以苦酒和之塗背上

又方鼠婦蟲子四枚各一以飴糖裹之丸服便斷卽差

又方常山擣下篩成末三兩眞丹一兩白蜜和擣百杵丸如梧子先發服三丸中服三丸臨卧服

三九無不斷者常用効

又方大開口度上下唇以繩度心頭灸此度下頭百壯又灸脊中央五十壯過發時灸二十壯

又方破一大豆去皮書一片作日字一片作月字左手持日右手持月吞之立愈向日服之勿令人知也

又方皁莢三兩去皮灸巴豆二兩去心皮擣丸如大豆大一服一枚

又方巴豆一枚去心皮射罔如巴豆大棗一枚去

皮合擣成丸先發各服一丸如梧子大也

又方常山知母甘草麻黃等分擣蜜和丸如大豆

服三丸比發時令過畢

又方常山三兩甘草半兩水酒各半升合煮取半

升先發時一服比發令三服盡

又方常山三兩剉以酒三升漬二三日平旦作三

合服欲嘔之臨發又服二合便斷舊酒亦佳急

亦可煑

又方常山三兩秫米三百粒以水六升煑取三升分之服至發時令盡

又方若發作無常心下煩熱取常山二兩甘草一兩半合以水六升煑取二升分再服當快吐乃斷勿飲食

老瘧久不斷者常山三兩鼈甲一兩炙升麻一兩附子一兩烏賊骨一兩以酒六升漬之小令近

火一宿成服一合比發可數作

又方藜蘆皁莢各一兩炙巴豆二十五枚並擣熬令黃依法擣蜜丸如小豆空心服一丸未發時一丸臨發時又一丸勿飲食

又方牛膝莖葉一把切以酒三升服令微有酒氣不即斷更作不過三服而止

又方末龍骨方寸匕先發一時以酒一升半煮三沸及熱盡服溫覆取汗便即效

又方常山三兩甘草半兩知母一兩搗蜜丸至先發時服如梧子大十丸次服減七丸八丸後五六丸即差

又方先發二時以炭火牀下令脊脚極暖被覆過時乃止此治先寒後熱者

又方先炙鱉甲搗末方寸匕至時令三服盡用火炙無不斷

又方常山三兩搗篩鷄子白和之丸空腹三十丸

去發食久三十丸發時三十丸或吐或否也從服藥至過發時勿飲食

治温瘧不下食知母鱉甲炙常山各二兩地骨皮三兩切竹葉一升切石膏四兩以水七升煮二升五合分温三服忌蒜熱麪猪魚

治瘴瘧常山黄連豉熬各三兩附子二兩炮擣篩蜜丸空腹服四丸欲發三丸飲下之服藥後至過發時勿喫食

若兼諸痢者黄連犀角各三兩牡蠣香豉各二兩
並熬龍骨四兩擣篩蜜丸服四十丸日再服飲
下
無時節發者常山二兩甘草一兩半豉五合綿裹
以水六升煮取三升再服快吐
無問年月可治三十年者常山黄連各三兩酒一
斗宿漬之曉以瓦釜煮取六升一服八合比發
時令得三服熱當吐冷當利服之無不差者半

料合服得

勞瘧積久衆治不差者生長大牛膝一大虎口以

水六升煮取二升空腹一服欲發一服

禳一切瘧是日抱雄鷄一時令作大聲無不差

又方未發頭向南卧五心及額舌七處閉氣書鬼

字

呪法發日執一石於水濱一氣呪云賀賀圓圓行

路非難捉取瘧鬼送與河官急急如律令投於

水不得迴顧

治一切瘧烏梅丸方甘草二兩烏梅肉熬人參桂心肉蓯蓉知母牡丹各二兩常山升麻桃人去皮尖熬烏豆皮熬膜取皮各三兩桃人研欲丸入之擣篩蜜丸蘇屠臼擣一萬杵發熱五更酒下三十丸平旦四十丸欲發四十丸不發熱空腹四十丸晚三十丸無不差徐服後十餘日喫肥肉發之也

七見瘧白驢蹄二分熬大黃四分菉豆三分末砒霜二分光明砂半分雄黃一分擣蜜丸如梧子發日平旦冷水服二丸七日内忌油

附方

外臺秘要治瘧不痊乾薑高良薑等分爲末每服一錢水一中盞煎至七分服

聖惠方治久患勞瘧瘴等方用鱉甲三兩塗酥炙令黃去裙爲末臨發時温調下二錢匕

治瘧用桃人一百箇去皮尖於乳鉢中細研成膏不得犯生水候成膏入黄丹三錢丸如梧子大每服三丸當發日面北用温酒吞下如不飲酒井花水亦得五月五日午時合忌鷄犬婦人見

又方用小蒜不拘多少研極爛和黄丹少許以聚爲度丸如鷄頭大候乾每服一丸新汲水下面東服至妙

治卒發癲狂病方第十七

治卒㿗疾方灸陰莖上宛宛中三壯得小便通則愈

又方灸陰莖上三壯囊下縫二七壯

又方灸兩乳頭三壯又灸足大指本藂毛中七壯

灸足小指本節七壯

又方取葶藶一升擣三千杵取白犬倒懸之以杖犬令血出承取以和葶藶末服如麻子大一丸三服取差

又方莨菪子三升酒五升漬之出曝乾漬盡酒止
搗服一錢七日三勿多益狂
又小品癲狂莨菪散莨菪子三升末之酒一升漬
多日出搗之以向汁和絞去滓湯上煎令可丸
服如小豆三丸日三口面當覺急頭中有蟲行
者額及手足應有赤色處如此便是差候若未
見服取盡矣
又方末房葵溫酒服一刀圭至二三身潤又小不

仁爲候

又方自縊死者繩燒三指撮服之

凡癲疾發則仆地吐涎沫無知彊掠起如狂反遺

糞者難治

治卒發狂方燒蝦蟇搗末服方寸七日三服之酒

服

又方卧其人著地以冷水淋其面爲終日淋之

治卒狂言鬼語方針其足大拇指爪甲下入少許

即止

又方以甑帶急合縛兩手火灸左右脇握肘頭文俱起七壯須臾鬼語自道姓名乞去徐徐詰問乃解手耳

凡狂發則欲走或自高貴稱神聖皆應備諸火灸乃得永差耳

若或悲泣呻吟者此爲邪魅非狂自依邪方治之

近效方已生蠶紙作灰酒水任下差療風癲也

附方

斗門方治癲癇用艾於陰囊下穀道正門當中間隨年數灸之

千金方治風癲百病麻人四升水六升猛火煮令牙生去滓煎取七合旦空心服或發或不發或多言語勿恠之但人摩手足須定凡進三劑愈

又方治狂邪發無時披頭大叫欲殺人不避水火苦參以蜜丸如梧子大每服十丸薄荷湯下

外臺秘要治風癇引脇牽痛發作則吐耳如蟬鳴

天門冬去心皮曝乾搗篩酒服方寸匕若人久

服亦能長生

廣利方治心熱風癇爛龍角濃研汁食上服二合

日再服

經驗後方治大人小兒久患風癇纏喉嗽遍身

風瘮急中涎潮等方

蓋此藥不大吐逆只出涎水小兒服一字瓜蔕

不限多少細礦爲末壯年一字十五以下老怯半字早晨井花水下一食須含沙糖一塊良久涎如水出年深涎盡有一塊如涎布水上如鑑矣涎盡食粥一兩日如吐多困甚即嚥麝香湯一盞即止矣麝細研温水調下昔天平尙書覺昏眩即服之取涎有效

明皇雜錄云開元中有名醫紀朋者觀人顏色談笑知病深淺不待診脉帝聞之召於掖庭中看

一宫人每日間則笑歌啼號若狂疾而足不能履地朋視之曰此必因食飽而大促力頓仆於地而然乃飲以雲母湯令熟寐覺而失所苦問之乃言因太華公主載誕宫中大陳歌吹某乃主謳懼其聲不能清且常喫㹠蹄羹飽而當筵歌大曲曲罷覺胷中甚熱戲於砌臺上高而墜下久而方醒病狂足不能及地

治卒得驚邪恍惚方第十八

治人心下虛悸方麻黃半夏等分擣蜜丸服如大
豆三丸日三稍增之半夏湯洗去滑乾
若驚憂怖迫逐或驚恐失財或激憤惆悵致志氣
錯越心行違僻不得安定者
龍骨遠志茯神防風牡蠣各二兩甘草七兩大
棗七枚以水八升煮取二升分再服日日作之
取差
又方茯苓乾地黃各四兩人參桂各三兩甘草二

兩麥門冬一升去心半夏六兩洗滑生薑一斤以水一斗又殺烏鷄取血及肝心煮三升分四服日三夜一其間少食無爽作三劑差

又方白雄鷄一頭治如食眞珠四兩切薤白四兩以水三升煮取二升宿勿食豆悉食鷄等及飲汁盡

又有鎭心定志諸丸在大方中

治卒中邪鬼恍惚振噤方灸鼻下人中及兩手足

大指爪甲本令艾丸在穴上各七壯不止至十四壯愈此事本在雜治中

治女人與邪物交通獨言獨笑悲思恍惚者末雄黄一兩以松脂二兩溶和虎爪攪令如彈丸夜内火籠中燒之令女人侵坐其上被急自蒙唯出頭耳一爾未差不過三劑過自斷也

又方雄黄一兩人參一兩防風一兩五味子一升擣篩清旦以井水服方寸七三服差

師往以針五枚內頭髻中狂病者則以器貯水三尺新布覆之橫大刀於上悉乃矜莊呼見其人其人必欲起走慎勿聽因取一噴之一呵視三通乃熱拭去水指彈額上近髮際問欲愈乎其人必不肯答如此二七彈乃答欲因杖針刺鼻下人中近孔內側空停針兩耳根前宛宛動中停針又刺鼻直上入髮際一寸橫針又刺鼻直上入乃具詰問怜怜醒悟則乃止矣

若男女喜夢與鬼通致恍惚者鋸截鹿角屑酒服三指撮日三

附方

張仲景主心下悸半夏麻黄丸二物等分末蜜丸如小豆每服三丸日三

簡要濟衆方每心藏不安驚悸善忘上鬲風熱化痰白石英一兩朱砂一兩同研爲散每服五分食後夜臥金銀湯調下

心中客熱膀胱間連脇下氣妨常旦憂愁不樂兼心忪者

取莎草根二大斤切熬令香以生絹袋貯之於三大斗無灰清酒中浸之春三月浸一日即堪服冬十月後即七日近暖處乃佳每空腹服一盞日夜三四服之常令酒氣相續以知爲度若不飲酒即取莎草根十兩加桂心五兩蕪荑三兩和擣爲散以蜜和爲丸擣一千杵丸如梧子

大每空腹以酒及薑蜜湯飲汁等下二十丸日再服漸加至三十丸以差爲度

治中風諸急方第十九

治卒中急風悶亂欲死方灸兩足大指下横文中隨年壯又别有續命湯

若毒急不得行者內筋急者灸內踝外筋急者灸外踝上二十壯若有腫痹虚者取白斂二分附子一分擣服半刀圭每日可三服

若眼上睛垂者灸目兩眥後三壯

若不識人者灸季脇頭各七壯此脇小肋屈頭也

不能語者灸第二槌或第五槌上五十壯又別有

不得語方在後篇中矣

又方豉茱萸各一升水五升煮取二升稍稍服

若眼反口噤腹中切痛者灸陰囊下第一横理十

四壯又別有服膏之方

若狂走欲斫刺人或欲自殺罵詈不息稱鬼語者

灸兩口吻頭赤肉際各一壯又灸兩肘屈中五壯又灸背胛中間三壯三日報灸三倉公秘法又應灸陰囊下縫三十壯又别有狂邪方

若發狂者取車轂中脂如鷄子熱溫涫苦酒以投脂甚攪令消服之令盡

若心煩恍惚腹中痛滿或時絶而復蘇者取釜下土五升擣篩以冷水八升和之取汁盡服之口已噤者强開以竹筒灌之使得下入便

愈甚妙

若身體角弓反張四肢不隨煩亂欲死者

清酒五升鷄白矢一升擣篩合和揚之千遍乃

飲之大人服一升日三少五合差

若頭身無不痛顛倒煩滿欲死者

取頭垢如大豆大服之并囊貯大豆蒸熟逐痛

處熨之作兩囊更番爲佳若無豆亦可蒸鼠壤

土熨

若但腹中切痛者取鹽半斤熬令盡著口中飲熱湯二升得便吐愈

又方附子六分生薑三兩切以水二升煑取一升分爲再服

若手足不隨方取青布燒作煙就小口器中熏痛處

方豉三升水九升煑取三升分三服又取豉一升微熬囊貯漬三升酒中三宿温服微令醉爲

佳

若身中有掣痛不仁不隨處者取乾艾葉一斜許丸之內瓦甑下塞餘孔唯留一目以痛處著甑目下燒艾以燻之一時間愈矣

又方取朽木削之以水煑令濃熱灼灼爾以漬痛處效

若口噤不開者取大豆五升熬令黃黑以酒五升漬取汁以物强發口而灌之畢取汗

又方獨活四兩桂二兩以酒水二升煮取一升半
分爲三服開口與之温臥火灸令取汗
若身直不得屈伸反覆者取槐皮黄白者切之以
酒共水六升煮取二升去滓適寒温稍稍服之
又方刮枳樹皮取一升以酒一升漬一宿服五合
至一升酒盡更作差
若口喎僻者銜奏灸口吻口横文間覺火熱便去
艾即愈勿盡艾盡艾則太過若口左僻灸右吻

右僻灸左吻又灸手中指節上一丸喎右灸左也又有灸口喎法在此後也

又方取空青末著口中入咽卽愈姚同

又方取蜘蛛子摩其偏急頰車上候視正則止亦可向火摩之

又方牡蠣礬石附子竈中黄土分等擣末以三歲雄雞冠血和傅急上持水著邊視欲還正便急洗去藥不著更塗上便愈

又方鼈甲烏頭塗之欲止即揭去之

若四肢逆冷吐清汁宛轉啼呼者

取桂一兩㕮咀以水三升煮取二升去滓適寒

温盡服

若關節痛疼蒲黄八兩附子一兩炮合末之服一

錢七日三稍增至方寸七

若骨節疼煩不得屈伸近之則痛短氣得汗出或

欲腫者

附子二兩桂四兩朮三兩甘草二兩水六升煑取三升分三服汗出愈也

若中暴風自汗出如水者

石膏甘草各等分擣酒服方寸匕日移一丈輙一服也

若中緩風四支不收者

豉三升水九升煑取三升分爲三服日二作之

亦可酒漬煑飲之

若卒中風癱身體不自收不能語迷昧不知人者

陳元狸骨膏至要在備急藥方中

附方 頭風頭痛附

經驗方治急中風目瞑牙噤無門下藥者用此末子以中指點末揩齒三二十揩大牙左右其口

自開始得下藥名

開關散天南星擣爲末白龍腦二件各等分研自五月五日午時合患者只一字至半錢

簡要濟衆治中風口噤不開涎潮吐方

用皁角一挺去皮塗猪脂炙令黄色爲末每服一錢匕非時温酒服如氣實脉大調二錢匕如牙關不開用白梅揩齒口開卽灌藥以吐出風涎差

治中風不省人事牙關緊急者

藜蘆一兩去蘆頭濃煎防風湯浴過焙乾碎切炒微褐色搗爲末每服半錢温水調下以吐出

風涎爲效如人行二里未吐再服

又治膽風毒氣虛實不調昏沉睡多

酸棗人一兩生用金挺蠟茶二兩以生薑汁塗

炙令微焦擣羅爲散每服二錢水七分煎六分

無時温服

孫尚藥治卒中風昏昏若醉形體惛悶四肢不收

或倒或不倒或口角似斜微有涎出斯須不治

便爲大病故傷人也此證風涎潮於上膈痺氣

不通宜用

急救稀涎散猪牙皁角四挺須是肥實不蛀削去黒皮晉礬一兩光明通瑩者二味同搗羅爲細末再研爲散如有患者可服半錢重者三字匕温水調灌下不大嘔吐只是微微涎稀令出或一升二升當時惺惺次緩而調治不可便大段治恐過傷人命累經效不能盡述

梅師方療癱緩風手足嚲曳口眼喎斜語言蹇澁

履步不正

神驗烏龍丹川烏頭去皮臍了五靈脂各五兩右為末入龍腦麝香研令細勻滴水丸如彈子大每服一丸先以生薑汁研化次煖酒調服之一日兩服空心晚食前服治一人只三十丸服得五七丸便覺擡得手移得步十丸可以自梳頭

聖惠方治一切風疾若能久服輕身明目黑髭駐顔用南燭樹春夏取枝葉秋冬取根皮揀擇細

剉五升水五斗慢火煎取二斗去滓别於淨鍋中慢火煎如稀餳以甆瓶貯温酒下一匙日三服

又方治風立有奇效用木天蓼一斤去皮細剉以生絹袋貯好酒二斗浸之春夏一七日秋冬二七日後開每空心日午初夜合温飲一盞老幼臨時加減若長服日只每朝一盞

又方治中風口喎巴豆七枚去皮爛研喎左塗右

手心喎右塗左手心仍以煖水一盞安向手心須臾即便正洗去藥并頻抽掣中指

又方治風頭旋用蟬殼二兩微炒爲末非時温酒下一錢七

千金方治中風面目相引偏僻牙車急舌不可轉桂心以酒煮取汁故布蘸搶病上當即正左喎搶右右喎搶左常用大效

又方治三年中風不效者

松葉一斤細切之以酒一斗煮取三升頓服取汗出立差

又方主卒中風頭面腫杵杏人如膏傅之

又方治頭面風眼瞤鼻塞眼暗冷泪杏人三升爲末水煮四五沸洗頭冷汗盡三度差

外臺秘要治卒中風口喎皁角五兩去皮爲末三年大醋和右喎塗左左

喎塗右乾又傅之差

又治偏風及一切風桑枝剉一大升用今年新嫩枝以水一大斗煎取二大升夏用井中沉恐酢壞每日服一盞空心服盡又煎服終身不患偏風若預防風能服一大升佳

又主風身體如蟲行塩一斗水一石煎減半澄清溫洗三五度治一切風

葛氏方治中風寒瘟直口噤不知人

雞屎白一升熬令黃極熱以酒三升和攪去滓服

千金翼方治熱風汗出心悶水和雲母服之不過再服立差

篋中方治風頭及腦掣痛不可禁者摩膏主之

取牛蒡莖葉搗取濃汁二升合無灰酒一升鹽花一匙頭煻火煎令稠成膏以摩痛處風毒散自止亦主時行頭痛摩時須極力令作熱乃速

效冬月無葉用根代之亦可

經驗後方治中風及壅滯以旋覆花洗塵令淨搗末鍊蜜丸如梧子大夜臥以茶湯下五丸至七丸十丸

又方解風熱疎積熱風壅消食化氣導血大解壅滯

大黃四兩牽牛子四兩半生半熟爲末鍊蜜爲丸如梧子大每服茶下一十丸如要微動喫十

五丸冬月宜服並不𢮦攪人

集驗方治風熱心躁口乾狂言渾身壯熱及中諸毒龍腦甘露丸寒水石半斤燒半日淨地坑內盆合四面濕土壅起候經宿取出入甘草末天竺黃各二兩龍腦二分糯米膏丸彈子大蜜水磨下

食醫心鏡主中風心肺風熱手足不隨及風痺不任筋脉五緩恍惚煩躁

熊肉一斤切如常法調和作腌腊空腹食之

又主風攣拘急偏枯血氣不通利

鴈肪四兩鍊濾過每日空心煖酒一盃肪一匙

頭飲之

同經曰治歷節諸風骨節疼痛晝夜不可忍者

沒藥半兩研虎脛骨三兩塗酥炙黄色先搗羅

爲散與沒藥同研令細温酒調二錢日三服大

佳

聖惠方治歷節風百節疼痛不可忍

用虎頭骨一具塗酥炙黃槌碎絹袋貯用淸酒

二斗浸五宿隨性多少煖飲之妙

內臺秘要方療歷節諸風百節酸痛不可忍

松脂三十斤鍊五十徧不能五十徧亦可二十

徧用以鍊酥三升溫和松脂三升熟攪令極稠

且空腹以酒服方寸七日三數食麫粥爲佳愼

血腥生冷酢物果子一百日差

又方松節酒主歷節風四肢疼痛如解落

松節二十斤酒五斗漬二七日服一合日五六服

斗門方治白虎風所患不已積年久治無效痛不可忍者

用腦麝楓柳皮不限多少細挫焙乾浸酒常服以醉爲度即差今之寄生楓樹上者方堪用其葉亦可制砒霜粉尤妙矣

經驗後方治白虎風走注疼痛兩膝熱腫

虎脛骨塗酥炙黑附子炮裂去皮臍各一兩爲末每服温酒調下二錢七日再服

外臺秘要治癧瘍風及三年

酢磨烏賊魚骨先布磨肉赤即傅之

又治癧瘍風酢磨硫黄傅之止

聖惠方治癧瘍風用羊蹄菜根於生鐵上以好醋磨旋旋刮取塗於患上未差更入硫黄少許同

磨塗之

集驗方治頸項及面上白駮浸淫漸長有似癬但無瘡可治鰻鱺魚脂傅之先拭剎上刮使燥痛後以魚脂傅之一度便愈甚者不過三度

聖惠方治白駮用蛇蜕燒末醋調傅上佳

又方治中風煩熱皮膚瘙痒用醍醐四兩每服酒調下半匙

集驗方治風氣客於皮膚瘙痒不已

蜂房炙過蟬蛻等分爲末酒調一錢七日二三服

又方蟬蛻薄荷等分爲末酒調一錢七日三服

北夢瑣言云有一朝士見梁奉御診之曰風疾已深請速歸去朝士復見鄜州馬醫趙鄂者復診之言疾危與梁所說同矣曰只有一法請官人試喫消梨不限多少咀齕不及絞汁而飲到家旬日唯喫消梨頓爽矣

千金方治頭風頭痛大豆三升炒令無聲先以貯一斗二升瓶一隻貯九升清酒乘豆熱即投於酒中密泥封之七日温服

孫眞人方治頭風痛以豉湯洗頭避風即差

千金翼治頭風搗葶藶子以湯淋取汁洗頭上

又主頭風沐頭吳茱萸二升水五升煮取三升以綿染拭髮根

聖惠方治頭風痛每欲天陰雨風先發者

用桂心一兩爲末以酒調如膏用傅頂上并額角

陳藏器拾遺序云頭疼欲死鼻內吹消石末愈

日華子云治頭痛水調决明子貼太陽

又方决明子作枕勝黑豆治頭風明目

外臺秘要治頭疼欲裂當歸二兩酒一升煮取六合飲至再服

孫兆口訣云治頭痛

附子炮石膏煅等分爲末入腦麝少許茶酒下半錢

斗門方治卒頭痛白殭蠶研爲末去絲以熟水二錢匕立差

又方治偏頭疼用京芎細剉酒浸服之佳

博濟方治偏頭疼至靈散雄黃細辛等分研令細每用一字已下左邊疼吹入右鼻右邊疼吹入左鼻立效

經驗後方治偏頭疼絶妙蓽撥爲末令患者口中含温水左邊疼令左鼻吸一字右邊疼令右鼻吸一字效

集驗方治偏正頭疼穀精草一兩爲末用白麪調攤紙花子上貼痛處乾又換

偏頭疼方用生蘿蔔汁一蜆殼仰臥注鼻左痛注左右痛注右左右俱注亦得神效

外臺秘要頭風白屑如麩糠方

竪截楮木作枕六十日一易新者

治卒風瘖不得語方第二十

治卒不得語方以苦酒煮芥子薄頸一周以衣苞

一日一夕乃解即差

又方煮大豆煎其汁令如飴含之亦可濃煮飲之

又方煮豉汁稍服之一日可美酒半升中攪分爲

三服

又方用新好桂削去皮擣篩三指撮著舌下咽之

又方剉穀枝葉酒煮熱灰中沫出隨多少飲之

治卒失聲聲噎不出方橘皮五兩水三升煮取一升去滓頓服傾合服之

又方濃煮苦竹葉服之差

又方搗蘘荷根酒和絞飲其汁此本在雜治中

又方通草乾薑附子茯神各一兩防風桂石膏各二兩麻黄一兩半白术半兩杏人三十枚十物搗篩爲末蜜丸如大豆大一服七丸漸增加之

凡此皆中風又有竹瀝諸湯甚多此用藥雖少而是將治所患一劑不差專應服之

又方針大槌旁一寸五分又刺其下停針之

又方礜石桂末綿裹如棗內舌下有唾出之

又方燒馬勒銜鐵令赤內一升苦酒中破一鷄子合和飲之

若卒中冷聲嘶啞者甘草一兩桂二兩五味子二兩杏仁三十枚生薑八兩切以水七升煮取二

升爲二服服之

附方

經驗後方治中風不語獨活一兩剉酒二升煎一升大豆五合炒有聲將藥酒熱投蓋良久温服三合未差再服

又方治中風不語喉中如拽鋸聲口中涎沫取藜蘆一分天南星一箇去浮皮却臍子上陷一箇坑子內入陳醋一橡斗子四面用火逼令黄色

同一處搗再研極細用生蜜爲丸如赤豆大每服三丸温酒下

聖惠方治中風以大聲咽喉不利以蘘荷根二兩研絞取汁酒一大盞相和令匀不計時候温服半盞

治風毒脚弱痺滿上氣方第二十一

脚氣之病先起嶺南稍來江東得之無漸或微覺疼痺或兩脛小滿或行起忽弱或小腹不仁或時

冷時熱皆其候也不卽治轉上入腹便發氣則殺人治之多用湯酒摩膏種數既多不但一劑今只取單效用兼灸法

取好豉一升三蒸三曝乾以好酒三斗漬之三宿可飲隨人多少欲預防不必待時便與酒煮豉服之脚弱其得小愈及更營諸方服之并及灸之

又服獨活酒方獨活五兩附子五兩生用切以酒

一斗漬經三宿服從一合始以微痺爲度

又方白礬石二斤亦可用鍾乳末附子三兩豉三升酒三斗漬四五日稍飲之若此有氣加蘇子二升也

又方好硫黄三兩末之牛乳五升先煮乳水五升仍内硫黄煎取三升一服三合亦可直以乳煎硫黄不用水也卒無牛乳羊乳亦得

又方法先煎牛乳三升令減半以五合輒服硫黄

末一兩服畢厚蓋取汗勿令得風中間更一服暮又一服若已得汗不復更取但好將息將護之若未差愈後數日中亦可更作若長將亦可煎爲丸北人服此治脚多效但取極好硫黄耳可預備之

若脛已滿捏之沒指者但勤飲烏犢牛溺二三升使小便利息漸漸消當以銅器尿取新者爲佳無烏牛純黄者亦可用之

又方取牽牛子擣蜜丸如小豆大五丸取令小便利亦可正爾吞之其子黑色正似梂子核形市人亦賣之

又方三白根擣碎酒飲之

又方酒若水煮大豆飲其汁又食小豆亦佳又生研胡麻酒和服之差

又方大豆三升水一斗煮取九升內清酒九升又煎取九升稍稍飲之小便利則腫歇也

其有風引白鷄竹瀝獨活諸湯及八風石斛狗脊諸散並别在大方中金芽酒最爲治之要今載其方

蜀椒茵芋金芽細辛茵草乾地黄防風附子地膚蒴藋升麻各四兩人參三兩羌活一斤牛膝五兩十四物切以酒四斗漬七日飲二三合稍加之亦治口不能言脚屈至良又有側子酒亦效

若田舍貧家此藥可釀栝葜及松節松葉皆善

栝葜淨洗剉之一斛以水三斛煮取九斗以漬

麴及煮去滓取一斛漬飯釀之如酒法熟即取

飲多少任意可頓作三五斛若用松節葉亦依

准此法其汁不厭濃也患脚屈積年不能行腰

脊攣痹及腹内緊結者服之不過三五劑皆平

復如無釀水邊商陸亦佳

其灸法孔穴亦甚多恐人不能悉皆知處今止疏

要者必先從上始若直灸脚氣上不泄則危矣先灸大椎

在項上大節高起者灸其上面一穴耳若氣可先灸百會五十壯穴在頭頂凹中也

肩井各一百壯

在兩肩小近頭凹處指捏之安令正得中穴耳

次灸膻中五十壯

在胸前兩邊對乳胷厭骨解間指按覺氣翕翕

兩是也一云正胷中一穴也

次灸巨闕

在心厭尖尖四下一寸以赤度之凡灸以上部五穴亦足治其氣若能灸百會風府胃管及五藏腧則益佳視病之寬急耳諸穴出灸經不可具載之

次乃灸風市百壯

在兩髀外可平倚垂手直掩髀上當中指頭大

筋上捻之自覺好也

次灸三里二百壯

以病人手横掩下併四指名曰一夫指至膝頭骨下指中節是其穴附脛骨外邊捻之凹凹然也

次灸上廉一百壯

又灸三里下一夫

次灸下廉一百壯

又在上廉下一夫

穴灸絶骨二百壯

在外踝上三寸餘指端取踝骨上際屈指頭四寸便是與下廉頗相對分間二穴也此下一十八穴並是要穴餘伏兎犢鼻穴凡灸此壯數不必頓畢三日中報灸合盡

又方孔公孽二斤石斛五兩酒二斗浸服之

附方

斗門方治卒風毒腫氣急痛以柳白皮一斤剉以

酒煮令熱帛裹熨腫上冷再煮易之甚妙也

聖惠方治走注風毒疼痛用小芥子末和雞子白

調傅之

經驗後方治風毒骨髓疼痛芍藥二分虎骨一兩

炙爲末夾絹袋貯酒三升漬五日每服二合日

三服

食醫心鏡除一切風濕痺四肢拘攣

蒼耳子三兩搗末以水一升半煎取七合去滓呷之

又治筋脉拘攣久風濕痺下氣除骨中邪氣利腸胃消水腫久服輕身益氣方

薏苡人一升搗爲散每服以水二升煮兩匙末作粥空腹食

又主補虛去風濕痺醍醐二大兩煖酒一盃和醍醐一匙飲之

經驗方治諸處皮裏面痛何首烏末薑汁調成膏痛處以帛子裹之用火炙鞋底熨之妙

孫真人方主脚氣及上氣取鯽魚一赤長者作膾食一兩頓差

千金翼治脚氣衝心白礬二兩以水一斗五升煎三五沸浸洗脚良

廣利方治脚氣衝煩悶亂不識人大豆一升水三升濃煮取汁頓服半升如未定可更服半升即

定

蘇恭云凡患脚氣每旦任意飽食午後少食日晚不食如飢可食豉粥若瞑不消欲致霍亂者即以高良薑一兩打碎以水三升煮取一升頓服盡即消待極飢乃食一碗薄粥其藥唯極飲之良若卒無高良薑毋薑一兩代之以清酒一升煮令極熟和滓食之雖不及高良薑亦大效矣

唐本注云脚氣

煮荭草濃汁漬之多差

簡要濟衆治脚氣連腿腫滿久不差方

黑附子一兩去皮臍生用擣爲散生薑汁調如

膏塗傅腫上藥乾再調塗之腫消爲度

治服散卒發動困篤方第二十二

凡服五石護命更生及鍾乳寒食之散失將和節

度皆致發動其病無所不爲若發起倉卒不以漸

而至者皆是散勢也宜及時救解之若四肢身外有諸一切痛違常者
皆卽冷水洗數百遍熱有所衝水漬布巾隨以榻之又水漬冷石以熨之行飲煖酒逍遥起行
若心腹內有諸一切疾痛違常煩悶惛恍者急解之
取温酒飲一二升漸間斷漸漸稍進覺小寬更進冷食其心痛者最急若肉冷口已噤但折齒

下熱酒差

若腹内有結堅熱癖使衆疾者急下之

梔子十四枚豉五合水二升煮取一升頓服之

熱甚已發瘡者加黄芩二兩

癖食猶不消惡食畏冷者更下

好大黄末半升芒消半升甘草二兩半夏黄芩

芫花各一分搗爲散藏密器中欲服以水八升

先煮大棗二十枚使爛取四升去棗乃内藥五

方寸七攪和著火上三上三下畢分三服旦一
服便利者亦可停若不快更一服下後即作酒
粥食二升许作水飱進之不可不即食胃中空
虛得熱入便煞人矣
得下後應長將備急
大黄葶藶豉各一合杏人巴豆三十枚擣蜜丸
如胡豆大旦服二枚利者減之痞者加之
解散湯方丸散酒甚多大要在於將冷及數自下

惟取通利四體欲常勞動又不可失食致飢及饅飯臭魚肉兼不可熱飲食厚衣向火冒暑遠行亦不宜過風冷大都每使於體粗堪任爲好若已病發不得不强自澆耳所將藥每以解毒而冷者爲宜服散覺病去停住後二十日二十日便自服常若留結不消猶致煩熱皆是失度則宜依法防治此法乃多爲貴樂人用而賤苦者服之更少發動當以得寒勞故也恐脫在危急故略載此數條以

備急卒餘具大方中

附方

聖惠方治乳石發動壅熱心悶吐血

以生刺薊搗取汁每服三合入蜜少許攪勻服

之

食療去若丹石熱發

菰根和鯽魚煮作羹食之三兩頓即便差耳

治卒上氣咳嗽方第二十三

治卒上氣鳴息便欲絶方

搗韭絞汁飲一升許立愈

又方細切桑根白皮三升生薑三兩吳茱萸半升水七升酒五升煮三沸去滓盡服之一升入口則氣下千金不傳方

又方茱萸二升生薑三兩以水七升煮取二升分爲三服

又方麻黄四兩桂甘草各二兩杏人五十枚熬之

擣爲散温湯服方寸七日三

又方末人參服方寸七日五六

氣嗽不問多少時者服之便差方

陳橘皮桂心杏人去尖皮熬三物等分擣蜜丸每服飯後須茶湯下二十丸忌生葱史侍郎傳

治卒厥逆上氣又兩心脇下痛滿淹淹欲絶方温湯令灼灼爾以漬兩足及兩手數易之也

此謂奔豚病從卒驚怖憂迫得之氣下縱縱衝心

胷膂間築築發動有時不治煞人諸方用藥皆多

又必須煞豚唯有一湯但可辦耳

甘草二兩人參二兩桂心二兩茱萸一升生薑一斤半夏一升以水一斗煮取三升分三服此藥宜預蓄得病便急合之

又方麻黄二兩杏人一兩熬令黄擣散酒散方寸七數服之差

治卒乏氣氣不復報肩息方

乾薑三兩㕮咀以酒一升漬之每服三合日三

服

又方度手拇指折度心下灸三壯差

又方麻黃三兩先煎去沫甘草二兩以水三升煮

取一升半分三服差後欲令不發者取此二物

并熬杏人五十枚蜜丸服如桐子大四五丸日

三服差

又方麻黃二兩桂甘草各一兩杏人四十枚以水

六升煮取二升分三服此三方並各小投杯湯

有氣疹者亦可以藥搗作散長將服之多冷者

加乾薑三兩多痰者加半夏三兩

治大走馬及奔趍喘乏便飲冷水因得上氣發熱

方

用竹葉三斤橘皮三兩以水一斗煮取三升去

滓分爲三服三日一劑良

治大熱行極及食熱餅竟飲冷水過多衝咽不即

酒仍以發氣

呼吸喘息方

大黃乾薑巴豆等分末服半錢匕若得吐下即

愈

若猶覺停滯在心胷膈中不利者

瓜蔕二分杜衡三分人參一分擣篩以湯服一

錢匕日二三服效

治肺痿咳嗽吐涎沫心中溫溫煩燥而不渴者

生薑五兩人參二兩甘草二兩大棗十二枚水三升煑取一升半分爲再服

又方甘草二兩以水三升煑取一升半分再服

又方生天門冬搗取汁一斗酒一斗飴一升紫菀四合銅器於湯上煎可丸服如杏子大一丸日可三服

又方甘草二兩乾薑三兩棗十二枚水三升煑取一升半分爲再服

卒得寒冷上氣方

乾蘇葉三兩陳橘皮四兩酒四升煮取一升半分爲再服

治卒得咳嗽方

用釜月下土一分豉七分搗爲丸梧子大服十四丸

又方烏雞一頭治如食法以好酒漬之半日出雞服酒一云苦酒一斗煮白鷄取三升分三服食

雞肉莫與鹽食則良

又方從大椎下第五節下六節上空間灸一處隨年壯治上氣

又方灸兩乳下黑白肉際各百壯即愈亦治上氣灸胷前對乳一處須隨年壯也

又方蒸人三升去皮擣著甖中密封頭蒸之一炊傾出曝乾絹袋貯以內二斗酒中六七日可飲四五合稍增至一升喫之

又方粭糖六兩乾薑六兩末之豉二兩先以水一升煮豉三沸去滓內粭糖消內乾薑分爲三服

又方以粭糖雜生薑屑蒸三斗米下食如彈子丸日夜十度服

又方猪腎二枚細切乾薑三兩末水七升煮二升稍稍服覆取汗

又方炙烏心食之佳

又方生薑汁百部汁和同合煎服二合

又方百部根四兩以酒一斗漬再宿火煖服一升日再服

又方椒二百粒擣末之杏人二百枚熬之棗百枚去核合擣令極熟稍稍合如棗許大則服之

又方生薑三兩擣取汁乾薑屑三兩杏人一升去皮熬合擣爲丸服三丸日五六服

又方芫花一升水三升煮取一升去滓以棗十四枚煎令汁盡一日一食之三日訖

又方熬搗葶藶一兩乾棗三枚水三升先煮棗取一升去棗內葶藶煎取五合大人分三服小兒則分爲四服

又華佗五嗽丸炙皁莢乾薑桂等分搗蜜丸如桐子服三丸日三

又方錯取松屑一分桂二分皁莢二兩炙去皮子搗蜜丸如桐子大服十五丸小兒五丸日一二服

又方屋上白蜆殼擣末酒服方寸匕

又方末浮散石服亦蜜丸

又方豬胵一具薄切以苦酒煮食令盡不過二服

又方芫花二兩水二升煮四沸去滓内白糖一斤服如棗大勿食鹹酸亦治久咳嗽者

治久咳嗽上氣十年二十年諸藥治不差方豬胵三具棗百枚酒三升漬數日服三二合加至四五合服之不久差

又方生龜一隻著坎中就溺之令没龜死漬之三日出燒末以醇酒一升和屑如乾飯頓服之須臾大吐嗽囊出則差小兒可服半升

又方生龜三治如食法去腸以水五升煮取三升以漬麴釀秫米四升如常法熟飲二升令盡此則永斷

又方蝙蝠除頭燒令焦末飲服之

附方

孫眞人方治咳嗽

皁莢燒研碎二錢七豉湯下之

十全博救方治咳嗽

天南星一箇大者炮令裂爲末每服一大錢水一盞生薑三片煎至五分温服空心日午臨卧時各一服

篋中方治咳嗽含膏丸

曹州葶藶子一兩紙襯熬令黑知毋貝毋各一

兩三物同擣篩以棗肉半兩別銷沙糖一兩半同入藥中和爲丸大如彈丸每服以新綿裹一丸含之徐徐嚥津甚者不過三丸今醫亦多用

崔知悌療久嗽熏法

每旦取欵冬花如鷄子許少蜜拌花使潤內一升鐵鐺中又用一瓦椀鑽一孔孔內安一小竹筒筆管亦得其筒稍長作椀鐺相合及撞筒處皆麪埿之勿令漏氣鐺下著炭少時欵冬煙自

從筒出則口含筒吸取煙嚥之如胷中少悶須
舉頭即將指頭捻筒頭勿使漏煙氣吸煙使盡
止凡如是五日一爲之待至六日則飽食羊肉
餺飥一頓永差

勝金方治久嗽暴嗽勞嗽金粟丸

葉子雌黃一兩研細用紙筋泥固濟小合子一
箇令乾勿令泥厚將藥入合子內水調赤石脂
封合子口更以泥封之候乾坐合子於地上上

面以末入窖瓦坯子彈子大擁合子令作一尖

子上用炭十斤簇定頂上著火一熨斗籠起令

火從上漸熾候火消三分去一看瓦坯通赤則

去火候冷開合子取藥當如鏡面光明紅色入

乳鉢內細研湯浸蒸餅心爲丸如粟米大毎服

三丸五丸甘草水服服後睡良久妙

崔元亮海上方療嗽單驗方

取好梨去核搗取汁一茶椀著椒四十粒煎一

沸去滓即內黑餳一大兩消訖細細含嚥立定

孟詵云卒咳嗽

以梨一顆刺作五十孔每孔內以椒一粒以麪

裹於熱火灰中煨令熟出停冷去椒食之

又方梨一顆去核內酥蜜麪裹燒令熟食之

又方取梨肉內酥中煎停冷食之

又方搗梨汁一升酥一兩蜜一兩地黃汁一升緩

火煎細細含嚥凡治嗽皆須待冷喘息定後方

食熱食之反傷矣冷嗽更極不可救如此者可
作羊肉湯餅飽食之便臥少時
千金方治小兒大人欬逆上氣
杏人三升去皮尖炒令黄杵如膏蜜一升分爲
三分內杏人杵令得所更內一分杵如膏又內
一分杵熟止先食含之嚥汁
楊氏產乳療上氣急滿坐臥不得方
鼈甲一大兩炙令黄細擣爲散取燈心一握水

二升煎取五合食前服一錢七食後蜜水服一錢七

劉禹錫傳信方李亞治一切嗽及上氣者用乾薑須是台州至好者皂莢炮去皮子取肥大無孔者桂心紫色辛辣者削去皮三物並别擣下篩了各稱等分多少任意和合後更擣篩一遍鍊白蜜和搜又擣一二千杵每飲服三丸丸稍加大如梧子不限食之先後嗽發即服日

三五服禁食葱油鹹腥熱麪其效如神劉在淮南與李同幕府李毎與人藥而不出方或譏其吝李乃情話曰凡人患嗽多進冷藥若見此方用藥熱燥即不肯服故但出藥多效試之信之

簡要濟衆治肺氣喘嗽

馬兜零二兩只用裏面子去却殼酥半兩入椀內拌和匀慢火炒乾甘草一兩炙二味爲末毎服一錢水一盞煎六分温呷或以藥末含嚥津

亦得

治痰嗽喘急不定

桔梗一兩半擣羅爲散用童子小便半升煎取四合去滓温服

楊文蔚治痰嗽利胷膈方

栝樓肥實大者割開子淨洗搥破刮皮細切焙乾半夏四十九箇湯洗十遍搥破焙擣羅爲末用洗栝樓熟水幷瓤同熬成膏研細爲丸如梧

子大生薑湯下二十丸

深師方療久欬逆上氣體腫短氣脹滿晝夜倚壁不得卧常作水雞聲者白前湯主之白前二兩紫菀半夏洗各三兩大戟七合切四物以水一斗漬一宿明日煮取三升分三服禁食羊肉餳大佳

梅師方治久患暇呷咳嗽喉中作聲不得眠取白前擣爲末温酒調二錢匕服

又方治上氣咳嗽呷呀息氣喉中作聲唖黏以藍
實葉水浸良久搗絞取汁一升空腹頓服須臾
以杏人研取汁煮粥食之一兩日將息依前法
更服吐痰盡方差

兵部手集治小兒大人欬逆短氣胷中吸吸咳出
涕唾嗽出臭膿涕粘

淡竹瀝一合日三五服大人一升

聖惠方治傷中筋脉急上氣咳嗽

用棗二十枚去核以酥四兩微火煎入棗肉中滴盡酥常含一枚微微嚥之

經驗後方定喘化涎

猪蹄甲四十九箇淨洗控乾每箇指甲內半夏白礬各一字入罐子內封閉勿令煙出火煆通赤去火細研入麝香一錢七八有上喘咳用糯米飲下小兒半錢至妙

靈苑方治咳嗽上氣喘急嗽血吐血

入參好者擣爲末每服三錢七鷄子清調之五更初服便睡去枕仰卧只一服愈年深者再服忌腥鹹鮓醬麪等并勿過醉飽將息佳

席延賞治虚中有熱欬嗽膿血口舌咽乾又不可服凉藥

好黄耆四兩甘草一兩爲末每服三錢如茶點羮粥中亦可服

杜壬方治上焦有熱口舌咽中生瘡嗽有膿血桔

梗一兩甘草二兩右爲末每服二錢水一盞煎
六分去滓温服食後細呷之亦治肺癰
經驗方治咳嗽甚者或有吐血新鮮
桑根白皮一斤米泔浸三宿淨刮上黄皮剉細
入糯米四兩焙乾一處擣爲末每服米飲調下
一兩錢
斗門方治肺破出血忽嗽血不止者
用海犀膏一大片於火上炙令焦黄色後以酥

塗之又灸再塗令通透可碾爲末用湯化三大錢七放冷服之卽血止水膠是也大驗

食醫心鏡主上氣咳嗽胷膈痞滿氣喘

桃人三兩去皮尖以水一升研取汁和粳米二合煑粥食之

又治一切肺病咳嗽膿血不止

好酥五斤鎔三遍停取凝當出醍醐服一合差

又主積年上氣咳嗽多痰喘促唾膿血

以蘿蔔子一合研煎湯食上服之

治卒身面腫滿方第二十四

治卒腫滿身面皆洪大方

大鯉一頭醇酒三升煮之令酒乾盡乃食之勿用醋及塩豉他物雜也不過三兩服差

又方灸足內踝下白肉三壯差

又方大豆一斗熟煮漉飲汁及食豆不過數度必愈小豆尤佳

又方取雞子黄白相和塗腫處乾復塗之

又方杏葉剉煮令濃及熱漬之亦可服之

又方車下李核中仁十枚研令熟粳米三合研以
水四升煮作粥令得二升服之三作加核也

又方大豆一升以水五升煮二升去豆內酒八升
更煮九升分三四服腫差後渴愼不可多飲

又方黄牛溺頓服三升即覺減未消更服之

又方章陸根一斤刮去皮薄切之煮令爛去滓內

羊肉一斤下葱豉鹽如食法隨意食之腫差後亦宜作此亦可常擣章陸與米中半蒸作餅子食之

又方猪腎一枚分爲七臠甘遂一分以粉之火炙令熟一日一食至四五當覺腹脇鳴小便利不爾更進盡熟剥去皮食之須盡爲佳不爾再之勿食鹽

又方切章陸一升以酒三升漬三宿服五合至一

升日三服之凡此滿或是虛氣或是風冷氣或是水飲氣此方皆治之

治腫入腹苦滿急害飲食方

大戟烏翅末各二兩擣篩蜜和丸丸如桐子大旦服二丸當下漸退更取令消乃止之

又方葶藶子七兩椒目三兩茯苓三兩吳茱萸二兩擣蜜和丸如桐子大服十丸日三服

又方鯉魚一頭重五斤者以水二斗煮取斗半去

魚澤漆五兩茯苓三兩桑根白皮切二升澤瀉五兩又煮取四升分四服服之小便當利漸消也

又方皁莢剝炙令黃剉三升酒一斗漬石器煮令沸服一升日三服盡更作

若腫偏有所起處者

以水和灰以塗之燥復更塗

又方赤豆麻子合擣以傅腫上

又方水煑巴豆以布沾以拭之姚云巴豆三十枚合皮㕮咀水五升煑取三升日五拭腫上隨手即減勿近目及陰療身體暴腫如吹者

若但是腫者

剉葱煑令爛以漬之日三四度

又方兎絲子一升酒五升漬二三宿服一升日三服差

若腫從脚起稍上進者入腹則煞人治之方小豆

一斛煮令極爛得四五斗汁温以漬膝已下日二爲之數日消盡若已入腹者不復漬但煮小豆食之莫雜喫飯及魚鹽又專飲小豆汁無小豆大豆亦可用如此之病十死一生急救之

又方削楮或桐木煮取汁以漬之并飲少許加小豆妙

又方生猪肝一具細切頓食之勿與鹽乃可用苦酒妙

又方煮豉汁飲以滓傅脚

附方

備急方療身體暴腫滿

　榆皮擣屑隨多少雜米作粥食小便利

楊氏產乳療通體遍身腫小便不利

　猪苓五兩擣篩煎水三合調服方寸七加至二

七

食醫心鏡主氣喘促浮腫小便澁

杏人一兩去尖皮熬研和米煮粥極熟空心喫二合

葛仙翁肘後備急方卷之三

備急方　卷之三

第四冊

卷四

治卒發黄疸諸黄病方

治卒患腰脇痛諸方

治虚損羸瘦不堪勞動方

治脾胃虚弱不能飲食方

治卒絶糧失食饑憊欲死方

葛仙翁肘後備急方卷之四

瘦樵程永培校

治卒大腹水病方第二十五

水病之初先目上腫起如老蠶色俠頭脈動股裏冷脛中滿按之没指腹內轉側有節聲此其候也不即治須臾身體稍腫肚盡脹按之隨手起則病已成猶可爲治此皆從虛損大病或下痢後婦人產後飲水不即消三焦受病小便不利乃相結漸

漸生聚遂流諸經絡故也治之方

葶藶一升熬擣之於臼上割生雄雞合血共頭共擣萬杵服如梧子五丸稍加至十丸勿食鹽常食小豆飯飲小豆汁鱧魚佳也

又方防已甘草葶藶各二兩擣苦酒和丸如梧子大三丸日三服常服之取消平乃止

又方雄黄六分麝香三分甘遂芫花人參各二分擣蜜和丸服如豆大二丸加至四丸即差

又方但以春酒五升漬葶藶子二升隔宿稍服一合小便當利

又方葶藶一兩杏人二十枚並熬黄色擣分十服小便去立差

又方胡洽水銀丸大治水腫利小便姚同葶藶椒目各一升芒消六兩水銀十兩水煮水銀三日三夜乃以合擣六萬杵自相和丸服如大豆丸日三服日增一丸至十丸更從一起差後食牛

羊肉自補稍稍飲之

又方多取柯枝皮剉濃煮煎令可丸服如梧子大三丸須臾又一服當下水後將服三丸日一服

此樹一名木奴南人用作船

又方真蘇合香水銀白粉等分蜜丸服加大豆二丸日三當下水節飲好自養無蘇合可闕之也

又方取草麻繩熟者三十枚去皮研之水解得三合日一服至日中許當吐下諸水汁結裹若不

盡三日後更服二十枚猶未盡更復作差後節
飲及鹹物等
又方小豆一升白雞一頭治如食法以水三斗煮
熟食滓飲汁稍稍令盡
又方取青雄鴨以水五升煮取飲汁一升稍稍飲
令盡厚覆之取汗佳
又方取胡鷰卵中黄頓吞十枚
又方取蛤蟆炙令熟日食十箇

又方若唯腹大動搖水聲皮膚黑名曰水蠱巴豆九十枚去皮心杏人六十枚去皮尖並熬令黄擣和之服如小豆大一枚以水下爲度勿飲酒佳

又方鬼扇細擣絞汁服如雞子郎下水更復取水蠱若湯研麻子汁飲之

又方慈𧸘草三十斤水三石煮取一石去滓更湯上煎令可丸服如皁莢子三丸至五六丸水隨

小便去節飲糜粥養之

又方白茅根一大把小豆三升水三升煮取乾去茅根食豆水隨小便下

又方鼠尾草馬鞭草各十斤水一石煮取五斗去滓更煎以粉和爲丸服如大豆大二丸加至四五丸禁肥肉生冷勿食

腫滿者白楊樹白皮一握水二升煮取五合白檳榔大者二枚末之內更煎三五沸湯成下少許

紅雪服之

又將服牛溺章陸羊肉臛及香柔煎等在腫滿條中其十水丸諸大方在別卷若止皮膚水腹內未有者服諸發汗藥得汗便差然愼護風寒爲急若唯腹大下之不去便針臍下二寸入數分令水出孔合須腹減乃止

附方

李絳兵部手集方療水病無問年月深淺雖復脈

惡亦主之

大戟當歸橘皮各一大兩切以水一大升煮取七合頓服利水二三斗勿怪至重不過再服便差禁毒食一年水下後更服永不作此方出張尚客

外臺祕要治水氣

章陸根白者去皮切如小豆許一大盞以水三升煮取一升已上爛卽取粟米一大盞煮成粥

仍空心服若一日兩度服即恐利多每日服一頓即微利不得雜食

又療水病腫

鯉魚一頭極大者去頭尾及骨唯取肉以水二斗赤小豆一大升和魚肉煮可取二升已上汁生布絞去滓頓服盡如不能盡分爲二服服後温令暖服訖當下利利盡即差

又方卒患腫滿曾有人忽脚趺腫漸上至膝足不

可踐地至大水頭面徧身大腫脹滿苦瓠白瓤實捻如大豆粒以麪裹煮一沸空心服七枚至午當出水一斗三日水自出不止大瘦乃差三年內慎口味也苦瓠須好者無黶翳細理妍淨者不爾有毒不用

聖惠方治十種水不差垂死

用猯肉半斤切粳米三合水三升葱椒薑豉作粥食之

又方治十種水病腫滿喘促不得臥

以螻蛄五枚乾爲末食前湯調半錢七至一錢

小便通效

食醫心鏡治十種水病不差垂死

青頭鴨一隻治如食法細切和米并五味煮令

極熟作粥空腹食之

又方主水氣脹滿浮腫小便澁少

白鴨一隻去毛腸洗饋飯半升以飯薑椒釀鴨

腹中縫定如法蒸候熟食之

楊氏產乳療身體腫滿水氣急卧不得

郁李人一大合搗爲末和麥麪搜作餅子與喫

入口卽大便通利氣便差

梅師方治水腫坐卧不得頭面身體悉腫

取東引花桑枝燒灰淋汁煮赤小豆空心食令

飽饑卽食盡不得喫飯

又方治水腫小便澁

黄牛尿飲一升日至夜小便利差勿食鹽

又方治心下有水

白术三兩澤瀉五兩剉以水三升煎取一升半分服

千金翼治小便不利膀胱水氣流滯

以浮萍日乾末服方寸匕日一二服良

經驗方河東裴氏傳經效治水腫及暴腫

葶藶三兩杵六千下令如泥即下漢防已末四

兩取綠頭鴨就藥臼中截頭瀝血於臼中血盡和鴨頭更擣五千下丸如梧桐子患甚者空腹白湯下十丸稍可者五丸頻服五日止此藥利小便有效如神

韋宙獨行方療水腫從脚起入腹則殺人用赤小豆一斗煮令極爛取汁四五升溫漬膝以下若已入腹但服小豆勿雜食亦愈

李絳兵部手集方亦著此法云曾得效

治卒心腹癥堅方第二十六

治卒暴癥腹中有物如石痛如刺晝夜啼呼不治之百日死方牛膝二斤以酒一斗漬以密封於熱灰火中溫令味出服五合至一升量力服之

又方用蒴藋根亦如此尤良

姚云牛膝酒神驗

又方多取商陸根搗蒸之以新布藉腹上藥披著布上勿腹上冷覆之晝夜勿息

又方五月五日葫十斤去皮桂一尺二寸竈中黄土如鴨子一枚合擣以苦酒和塗以布擒病不過三差

又方取橉木燒爲灰淋取汁八升以釀一斛米酒成服之從半合始不知稍稍增至一二升不盡一劑皆愈此灰入染絳用葉中釀酒也橉直忍切

凡癥堅之起多以漸生如有卒覺便牢大自難治也腹中癥有結積便害飲食轉羸瘦治之多用陷

冰玉壺八毒諸大藥今止小易得者

取虎杖根勿令影臨水上者可得石餘杵熟煮

汁可丸以秫米五六升炊飯內日中塗藥後可

飯取差

又方亦可取根一升擣千杵酒漬之從少起日三

服此酒治癥乃勝諸大藥

又方鼈矢一石桑柴燒灰以水淋之五度取生鼈

長一尺者內中煮之爛熟去骨細擘剉更煎令

可丸丸如梧子大一服七丸日三

又方射罔二兩椒三百粒擣末雞子白和爲丸如大麻子服一丸漸至如大豆大一丸至三丸爲度

又方大猪心一枚破頭去血擣末雄黄麝香當門子五枚巴豆百枚去心皮生同心入以好酒於小銅器中煎之若酒煎欲乾隨益盡三升當糜爛煎令可丸如麻子服三丸日三服酒盡不糜

者出擣蜜丸之𠀋又大黄末半斤朴消三兩蜜一斤合於湯上煎可丸如梧子服十丸日三服之

治鼈瘕伏在心下手揣見頭足時時轉者

白雌雞一雙絶食一宿明旦膏煎飯飼之取其矢無問多少於銅器中以溺和之火上熬可擣末服方寸七日四五服須消盡乃止常飼雞取矢差畢煞雞單食之姚同

治心下有物大如杯不得食者

葶藶二兩熬之大黄二兩澤漆四兩搗篩蜜丸和搗千杵服如梧子大二丸日三服稍加

其有陷冰豬鬼諸丸方别在大方中

治兩脇下有氣結者

狼毒二兩旋覆花一兩附子二兩炮之搗篩蜜和丸服如梧子大二丸稍加至三丸服之

熨癥法

銅器受二升許貯魚膏令深二三寸作大火炷六七枚燃之令膏煖重紙覆癥上以器熨之晝夜勿息膏盡更益也

又方茱萸三升碎之以酒和煮令熟布帛物裹以熨癥上冷更勻番用之癥當移去復逐熨須臾消止亦可再用好茱萸末以雞子白和射罔服之

又方竈中黃土一升先擣葫熟內上復擣以苦酒

澆令浥浥先以塗布上以塗布一面仍搨病上

乾復易之取令消止差

治婦人臍下結物大如杯升月經不通發作往來下痢羸瘦此爲氣瘕按之若牢强肉癥者不可治

未者可治

末乾漆一斤生地黄三十斤搗絞取汁火煎乾

附方

漆令可丸食後服如梧子大三丸日三服即差

外臺祕要方療心腹宿癥卒得癥

取朱砂細研搜飯令朱多以雄雞一隻先餓二日後以朱飯飼之著雞於板上收取糞曝燥爲末温清酒服方寸七至五錢日三服若病困者晝夜可六服一雞少更飼一雞取足服之俟愈即止

又療食魚肉等成癥結在腹并諸毒氣方

狗糞五升燒末之綿裹酒五升漬再宿取清分

十服日再已後日三服使盡隨所食癥結即便出矣

千食方治食魚鱠及生肉住胷膈不化必成癥瘕

擣馬鞭草汁飲之一升生薑水亦得即消

又方治肉癥思肉不已食訖復思

白馬尿三升空心飲當吐肉肉不出即死

藥性論云治癥癖病

鼈甲訶梨勒皮乾薑末等分爲丸空心下三十

丸再服

宋明帝宫人患腰痛牽心發則氣絶徐文伯視之

曰髮瘕

以油灌之吐物如髮引之長三尺頭已成蛇能

動搖懸之滴盡惟一髮

勝金方治膜外氣塊方

延胡索不限多少爲末猪胰一具切作塊子炙

熟蘸藥末食之

治心腹寒冷食飲積聚結癖方第二十七

治腹中冷癖水穀癊結心下停痰兩脇痞滿按之鳴轉逆害飲食

取大蟾蜍一枚去皮及腹中物支解之芒消大人一升中人七合瘦弱人五合以水六升煮取四升一服一升一服後未得下更一升得下則九日十日一作

又方茱萸八兩消石一升生薑一斤以酒五升合

煮取四升先服一服一升不痛者止勿再服之

下病後好將養之

又方大黃八兩葶藶四兩並熬芒硝四兩熬令汁

盡熟搗蜜和丸丸如梧子大食後服三丸稍增

五丸

又方狼毒三兩附子一兩旋覆花三兩搗蜜丸服

如梧子大食前三丸日三服

又方巴豆三十枚去心杏人六十枚並熬桔梗六

分藜蘆四分皁莢三分並炙之擣蜜和丸如胡豆大未食服一丸日二飲下病者服二丸長將息百日都好差

又方貝母二兩桔梗二兩礬石一兩巴豆一兩去心皮生用擣千杵蜜和丸如梧子一服二丸病後少少減服

又方茯苓一兩茱萸三兩擣蜜丸如梧子大服五丸日三服

又治暴宿食留飲不除腹中爲患方

大黄茯苓芒消各三兩巴豆一分擣蜜丸如梧子大一服二丸不痛止

又方椒目二兩巴豆一兩去皮心熬擣以棗膏丸如麻子服二丸下痛止

又方巴豆一枚去心皮熬之椒目十四枚豉十六粒合擣爲丸服二丸當吐利吐利不盡更服二丸

服四神丸下之亦佳

中候黑丸治諸癖結痰癊第一良

桔梗四分桂四分巴豆八分去心皮杏人五分去皮芫花十二分並熬令紫色先擣三味藥成末又擣巴豆杏仁如膏合和又擣二千杵丸如胡豆大服一丸取利至二三丸兒生十日欲癇皆與一二丸如粟粒大諸腹内不便體中覺患便服得一兩行利則好也

硫黄丸至熱治人之大冷夏月温飲食不解衣者

硫黄礜石乾薑茱萸桂烏頭附子椒人參細辛

皁莢當歸十二種分等隨人多少擣蜜丸如梧

子大一服十丸至二十丸日三服若冷痢者加

赤石脂龍骨卽便愈也

露宿丸治大寒冷積聚方

礬石乾薑桂桔梗附子炮皁莢各三兩擣篩蜜

丸如梧子大酒下十丸加至一十五丸

附方

外臺祕要療癖方

大黄十兩杵篩醋三升和匀白蜜兩匙煎堪丸如梧桐子大一服三十丸生薑湯吞下以利爲度小者減之

聖惠方治伏梁氣在心下結聚不散

用桃奴二兩爲末空心温酒調二錢七

簡要濟衆治久積冷不下食嘔吐不止冷在胃中

半夏五兩洗過爲末每服二錢白麪一兩以水和搜切作棊子水煮麪熟爲度用生薑醋調和服之

治胷膈上痰癊諸方第二十八

治卒頭痛如破非中冷又非中風方

釜月下墨四分附子三分桂一分擣篩以冷水服方寸匕當吐一方無桂

又方苦參桂半夏等分擣下篩苦酒和以塗痛則

差

又方烏梅三十枚鹽三指撮酒三升煮取一升去滓頓服當吐愈

此本在雜治中其病是胷中膈上痰厥氣上衝所致名爲厥頭吐之即差

但單煮米作濃飲二三升許適冷煖飲盡二三升須臾適吐適吐畢又飲如此數過劇者須臾吐膽乃止不損人而即差

治胷中多痰頭痛不欲食及飲酒則瘀阻痰方

常山二兩甘草一兩松蘿一兩瓜蔕三七枚酒水各一升半煮取升半初服七合取吐吐不盡餘更分二服後可服半夏湯

胡洽名粉隔湯礬石一兩水二升煮取一升内蜜半合頓服須臾未吐飲少熱湯

又方杜蘅三兩松蘿三兩瓜蔕三十枚酒一升二合漬再宿去滓温服五合一服不吐晚更一服

又方瓜蔕一兩赤小豆四兩擣末温湯三合和服
便安卧欲擿之不吐更服之
又方先作一升湯投水一升名爲生熟湯及食三
合鹽以此湯送之須臾欲吐便擿出未盡更服
二合飲湯二升後亦可更服湯不復也
又方常山四兩甘草半兩水七升煮取三升内半
升蜜服一升不吐更服服無蜜亦可
方中能月服一種則無痰水之患又有旋覆五飲

在諸大方中若胷中痞寒短氣腷者腷敷逼切

甘草二兩茯苓三兩杏人五十枚碎之水一斗

三升煑取六升分爲五服

又方桂四兩术甘草二兩附子炮水六升煑取三

升分爲三服膈中有結積覺駭駭不去者

藜蘆一兩炙末之巴豆半兩去皮心熬之先擣

巴豆如泥入藜蘆末又擣萬杵蜜丸如麻子大

服一丸至二三丸

膈中之病名曰膏肓湯丸徑過針灸不及所以作丸含之令氣勢得相熏染有五膈丸方

麥門冬十分去心甘草十分炙椒遠志附子炮乾薑人參桂細辛各六分擣篩以上好蜜丸如彈丸以一丸含稍稍嚥其汁日三丸服之主短氣心胷滿心下堅冷氣也

此疾有十許方率皆相類此丸最勝用藥雖多不合五膈之名謂憂膈氣膈恚膈寒膈其病各有診

别在大方中又有七氣方大約與此大同小别耳

附方

聖惠方治痰厥頭痛

以烏梅十箇取肉鹽二錢酒一中盞合煎至七

分去滓非時温服吐即佳

又方治冷痰飲惡心

用蓽撥一兩擣爲末於食前用清粥飲調半錢

服

又方治痰壅嘔逆心胷滿悶不下食

用厚朴一兩塗生薑汁炙令黄爲末非時粥飲

調下二錢七

千金翼論曰治痰飲吐水無時節者其源以冷飲

過度遂令脾胃氣羸不能消於飲食飲食入胃

則皆變成冷水反吐不停者

赤石脂散主之

赤石脂一斤搗篩服方寸七酒飲自任稍稍加

至三七服盡一斤則終身不吐淡水又不下痢補五藏令人肥健有人痰飲服諸藥不效用此方遂愈

御藥院方眞宗賜高祖相國去痰清目進飲食生犀丸

川芎十兩緊小者粟米泔浸三日換切片子曰乾爲末作兩料每料入麝腦各一分生犀半兩重湯煮蜜杵爲丸小彈子大茶酒嚼下一丸痰

加朱砂半兩膈壅加牛黄一分水飛鐵粉一分
頭目昏眩加細辛一分口眼喎斜炮天南星一
分

又方治膈壅風痰
半夏不計多少酸漿浸一宿温湯洗五七遍去
惡氣日中曬乾搗爲末漿水搜餅子日中乾之
再爲末每五兩入生腦子一錢研勻以漿水濃
脚丸雞頭大紗袋貯通風處陰乾每一丸好茶

或薄荷湯下

王氏博濟治三焦氣不順胷膈壅寒頭昏目眩涕

唾痰涎精神不爽

利膈丸牽牛子四兩半生半熟不蛀皂莢酥炙二

兩爲末生薑自然汁煮糊丸如桐子大每服二

十丸荆芥湯下

經驗後方治頭風化痰

川芎不計分兩用淨水洗浸薄切片子日乾或

焙杵爲末煉蜜爲丸如小彈子大不拘時茶酒嚼下

又方治風痰

欝金一分藜蘆十分各爲末和令勻每服一字用温漿水一盞先以少漿水調下餘者水漱口都服便以食壓之

外臺祕要治一切風痰風霍亂食不消大便澁訶梨勒三枚擣取末和酒頓服三五度良

勝金方治風痰

白殭蠶七箇直者細研以薑汁一茶脚溫水調

灌之

又方治風痰

以蘿蔔子爲末溫水調一匙頭良久吐出涎沫

如是癱緩風以此吐後用緊疎藥服疎後服和

氣散差

斗門方治胷膈壅滯去痰開胃

用半夏淨洗焙乾擣羅爲末以生薑自然汁和爲餅子用濕紙裹於慢火中煨令香熟水兩盞用餅子一塊如彈丸大入鹽半錢煎取一盞溫服能去胷膈壅逆大壓痰毒及治酒食所傷其功極驗

治卒患胷痺痛方第二十九

胷痺之病令人心中堅痞忽痛肌中苦痺絞急如刺不得俛仰其胷前皮皆痛不得手犯胷滿短氣

咳嗽引痛煩悶自汗出或徹引背膂不卽治之數

日害人治之方

用雄黃巴豆先擣雄黃細篩內巴豆務熟擣相

入丸如小豆大服一丸不效稍益之

又方取枳實擣宜服方寸七日三夜一服

又方擣括蔞實大者一枚切薤白半升以白酒七

升煮取二升分再服亦可加半夏四兩湯洗去

滑則用之

又方橘皮半斤枳實四枚生薑半斤水四升煮取
二升分再服
又方枳實桂等分搗末橘皮湯下方寸七日三服
仲景方神效
又方桂烏喙乾薑各一分人參細辛茱萸各二分
貝母二分合搗蜜和丸如小豆大一服三丸日
三服之
若已差復發者

下韭根五斤搗絞取汁飲之愈

附方

杜壬治胷膈痛徹背心腹痞滿氣不得通及治痰

嗽大栝蔞去穰取子熟炒别研和子皮麪糊爲

丸如梧桐子大米飲下十五丸

治卒胃反嘔啘方第三十

葛氏治卒乾嘔不息方

破雞子去白吞中黄數枚卽愈也

又方擣葛根絞取汁服一升許

又方一云蔗汁温令熱服一升日三一方生薑汁服一升

又方灸兩腕後兩筋中一穴名間使各七壯灸心主尺澤亦佳

又方甘草人參各二兩生薑四兩水六升煮取二升分爲三服

治卒嘔啘又厥逆方

用生薑半斤去皮切之橘皮四兩擘之以水七升煮三升去滓適寒温服一升日三服

又方蘡薁藤斷之當汁出器承取飲一升生葛藤尤佳

治卒噦不止方

飲新汲井水數升甚良

又方痛爪眉中夾間氣也

又方以物刺鼻中各一分來許皁莢內鼻中令嚏

差

又方但閉氣仰引之

又方好豉二升煮取汁服之也

又方香蘇濃煮汁頓服一二升良

又方粢米三升爲粉井花水服之良

又方用枇杷葉一斤拭去毛炙水一斗煮取三升

服蘆根亦佳

治食後喜嘔吐者

燒鹿角灰二兩人參一兩擣末方寸匕日三服

姚同

治人忽惡心不已方

薤白半斤茱萸一兩豉半升米一合棗四枚枳實二枚鹽如彈丸水三升煮取一升半分爲三服

又方但多嚼荳蔻子及咬檳榔亦佳

治人胃反不受食食畢輒吐出方

大黃四兩甘草二兩水二升煮取一升半分爲再服之

治人食畢噫醋及醋心方

人參一兩茱萸半斤生薑六兩大棗十二枚水六升煮取二升分爲再服也

噦不止半夏洗乾末之服一七則立止

又方乾薑六分附子四分炮擣苦酒丸如梧子服三丸日三效

附方

張仲景方治反胃嘔吐大半夏湯

半夏三升人參三兩白蜜一升以水一斗二升煎揚之一百二十遍煮下三升半温服一升日再亦治膈間痰飲

又方主嘔噦穀不得下眩悸半夏加茯苓湯半夏一升生薑半斤茯苓三兩切以水七升煎取一升半分温服之

千金方治反胃食即吐

擣粟米作粉和水丸如彈子大七枚爛煮內醋中細吞之得下便已麪亦得用之

又方治乾噦若手足厥冷宜食生薑此是嘔家聖藥

治心下痞堅不能食胷中嘔噦

生薑八兩細切以水三升煮取一升半夏五合洗去滑以水五升煮取一升二味合煮取一升

半稍稍服之

又方主乾嘔

取羊乳一盃空心飲之

斗門方治翻胃

用附子一箇最大者坐於塼上四面著火漸逼

碎入生薑自然汁中又依前火逼乾復淬之約

生薑汁盡盡半椀許擣羅爲末用粟米飲下一

錢不過三服差

經驗方治嘔逆反胃散
大附子一箇生薑一斤細剉煮研如麪糊米飲下之
又方治丈夫婦人吐逆連日不止粥食湯藥不能下者可以應用此候效摩丸
五靈脂不夾土石揀精好者不計多少擣羅爲末研狗膽汁和爲丸如雞頭大每服一丸煎熱生薑酒摩令極細更以少生薑酒化以湯湯藥

令極熱須是先做下粥溫熱得所左手與患人藥喫不得嗽口右手急將粥與患人喫不令太多

又方碧霞丹治吐逆立效

北來黃丹四兩篩過用好米醋半升同藥入銚內煎令乾却用炭火三秤就銚內煆透紅冷取研細爲末用粟米飯丸如桐子大煎酵湯下七丸不嚼只一服

孫眞人食忌治嘔吐

以白檳榔一顆煨橘皮一分炙爲末水一盞煎半盞服

廣濟方治嘔逆不能食

訶梨勒皮二兩去核熬爲末蜜和丸如梧桐子大空心服二十丸日二服

食醫心鏡主脾胃氣弱食不消化嘔逆反胃湯飲不下

粟米半升杵細水和丸如梧子大煮令熟點小

鹽空心和汁吞下

金匱玉函方治五噎心膈氣滯煩悶吐逆不下食

蘆根五兩剉以水三大盞煮取二盞去滓不計

時温服

外臺祕要治反胃昔幼年經患此疾每服食餅及

羮粥等須臾吐出貞觀許奉御兄弟及柴蔣等

家時稱名醫奉勑令治罄竭各人所長竟不能

瘵漸羸憊候絶朝夕忽有一衛士云

服驢小便極驗旦服二合後食唯吐一半晡時

又服二合人定時食粥吐即便定迄至今日午

時奏之大内中五六人患反胃同服一時俱差

此藥稍有毒服時不可過多承取尿及熱服二

合病深七日以來服之良後來療人並差

又方治嘔

麻仁三兩杵熬以水研取汁著少鹽喫立效李

諫議用極妙

又方治久患咳噫連咳四五十聲者

取生薑汁半合蜜一匙頭煎令熟溫服如此三

服立效

又方治咳噫

生薑四兩爛搗入蘭香葉二兩椒末一錢七鹽

和麪四兩裹作燒餅熟煨空心喫不過三兩度

效

孫尚藥方治諸吃噫

橘皮二兩湯浸去瓤剉以水一升煎之五合通熱頓服更加枳殼一兩去瓤炒同煎之服效

梅師方主胃反朝食暮吐旋旋吐者

以甘蔗汁七升生薑汁一升二味相和分爲三服

又方治醋心

檳榔四兩橘皮二兩細擣爲散空心生蜜湯下

方寸七

兵部手集治醋心每醋氣上攻如釅醋

吳茱萸一合水三盞煎七分頓服縱濃亦須强

服近有人心如蜇破服此方後二十年不發

治卒發黄疸諸黄病第三十一

治黄疸方

蕪菁子五升搗篩服方寸七日三先後十日愈

之

又方燒亂髮服一錢七日三服祕方此治黃疸

又方擣生麥苗水和絞取汁服三升以小麥勝大麥一服六七合日三四此酒疸也

又方取蔾蘆著灰中炮之令小變色擣下篩末服半錢七當小吐不過數服此祕方也

又方取小豆秫米雞矢白各二分擣篩爲末分爲三服黃汁當出此通治面目黃卽差

疸病有五種謂黃疸穀疸酒疸女疸勞疸也黃汁

者身體四肢微腫胷滿不得汗汗出如黄蘗汁由大汗出卒入水所致方

猪脂一斤溫令熱盡服之日三當下下則稍愈

又方梔子十五枚栝蔞子三枚苦參三分擣末以苦酒漬雞子二枚令軟合黄白以和藥擣丸如梧子大每服十丸日五六除熱不吐卽下自消也

又方黄雌雞一隻治之剉生地黄三斤内腹中急

縛仰置銅器中蒸令極熟絞取汁再服之

又方生茅根一把細切以猪肉一斤合作羹煮啜食之

又方柞樹皮燒末服方寸匕日三服

又方甘草一尺梔子十五枚黄蘗十五分水四升煮取一升半分爲再服此藥亦治温病發黄

又方茵陳六兩水一斗二升煮取六升去滓内大黄二兩梔子十四枚煮取三升分爲三服

又方麻黄一把酒五升煮取二升半可盡服汗出差若變成疸者多死急治之方

土瓜根搗取汁頓服一升至三服須發汗或小便去不爾更服之

穀疸者食畢頭旋心怫鬱不安而發黄由失飢大食胃氣衝熏所致治之方

茵陳四兩水一斗煮取六升去滓內大黄二兩梔子七枚煮取二升分三服溺去黄汁差

又方苦參三兩龍膽一合末牛膽丸如梧子以生麥汁服五丸日三服

酒疸者心懊痛足脛滿小便黄飲酒發赤斑黄黑由大醉當風入水所致治之方

黄耆二兩木蘭一兩末之酒服方寸匕日三服

又方大黄一兩枳實五枚梔子七枚豉六合水六升煮取二升分爲三服

又方芫花椒目等分燒末服半錢日一兩遍

女勞疸者身目皆黃發熱惡寒小腹滿急小便難由大勞大熱交接後入水所致治之方

消石礬石等分末以大麥粥飲服方寸匕日三令小汗出小便當去黃汁也

又方亂髮如雞子大猪膏半斤煎令消盡分二服

附方

外臺祕要治黃疸

柳枝以水一斗煮取濃汁半斤服令盡

又方治陰黄汗染衣涕唾黄

取蔓菁子擣末平旦以井花水服一匙日再加至兩匙以知爲度每夜小便重浸少許帛子各書記日色漸退白則差不過服五升

圖經曰黄疸病及狐惑病並猪苓散主之

猪苓茯苓术等分杵末每服方寸匕水調下

食療云主心急黄

以百合蒸過蜜和食之作粉尤佳紅花者名山

丹不堪食

治黃疸

用秦艽一大兩細剉作兩貼子以上好酒一升每貼半升酒浸取汁去滓空腹分兩服或利便止就中好酒人易治凡黃有數種傷酒曰酒黃夜食誤食鼠糞亦作黃因勞發黃多痰涕目有赤脈日益憔悴或面赤惡心者是崔元亮用之及治人皆此方極效秦艽須用新羅文者

傷寒類要療男子婦人黃疸病醫不愈耳目悉黃食飲不消胃中脹熱生黃衣在胃中有乾屎使病爾用煎猪脂一小升温熱頓服之日三燥屎下去乃愈

又方治黃百藥不差

煮驢頭熟以薑虀啜之并隨多少飲汁

又方治黃疸身眼皆如金色

不可使婦人雞犬見取東引桃根切細如筋若

欽股以下者一握以水一大升煎取一小升適溫空腹頓服後三五日其黄離離如薄雲散唯眼最後差百日方平復身黄散後可時時飲一盞清酒則眼中易散不飲則散遲忌食熱麪猪魚等肉此是徐之才家祕方

正元廣利方療黄心煩熱口乾皮肉皆黄以秦艽十二分牛乳一大升同煮取七合去滓分温再服差此方出於許人則

治卒患腰脇痛諸方第三十二

葛氏治卒腰痛諸方不得俛仰方

正立倚小竹度其人足下至臍斷竹及以度後當脊中灸竹上頭處隨年壯畢藏竹勿令人得矣

又方鹿角長六寸燒擣末酒服之鹿茸尤佳

又方取鼈甲一枚炙擣篩服方寸七食後日三服

又方桂八分牡丹四分附子二分擣末酒服一刀

圭日再服

治腎氣虛衰腰脊疼痛或當風臥濕爲冷所中不速治流入腿膝爲偏枯冷痺緩弱宜速治之方

獨活四分附子一枚大者炮杜仲茯苓桂心各八分牛膝秦艽防風芎藭芍藥六分細辛五分乾地黃十分切水九升煮取三升空腹分三服如行八九里進一服忌如前頓服三劑

治諸腰痛或腎虛冷腰疼痛陰萎方

乾漆熬烟絶巴戟天去心杜仲牛膝各十二分
桂心狗脊獨活各八分五加皮山茱萸乾薯蕷
各十分防風六分附子四分煉蜜丸如梧子大
空腹酒下二十丸日再加減以知爲度也大效

腸痛如打方

大豆半升熬令焦好酒一升煮之令沸熟飲取
醉

又方芫花菊花等分躑躅花半斤布囊貯蒸令熱

以慰痛處冷易之

又方去窮骨上一寸灸七壯其左右一寸又灸七

壯

又積年久痛有時發動方

乾地黄十分甘草五分乾漆五分水五分桂一

尺搗篩酒服一七日三服

又方六七月取地膚子陰乾末服方寸七日五六

服

治反腰有血痛方

擣杜仲三升許以苦酒和塗痛上乾復塗并灸足腫白肉際三壯

治腎腰痛

生葛根嚼之咽其汁多多益佳

又方生地黄擣絞取汁三升煎取二升内蜜一升和一升日三服不差則更服之

又方灸腰眼中七壯

臂腰者猶如反腰忽轉而惋之

治腰中常冷如帶錢方

甘草乾薑各二兩茯苓术各四兩水五升煮取

三升分爲三服小品云温

治脇卒痛如打方

以繩横度兩乳中間屈繩從乳横度以趍痛脇

下灸繩下屈處三十壯便愈此本在雜治中

隱居效方腰背痛方

杜仲一斤切酒二斗漬十日服三合

附方

千金方治腰脚疼痛

胡麻一升新者熬令香杵篩日服一小升計服一斗即永差酒飲蜜湯羹汁皆可服之佳

續千金方治腰膝疼痛傷敗

鹿茸不限多少塗酥炙紫色爲末溫酒調下一錢七

經驗方治腰脚痛

威靈仙一斤洗乾好酒浸七日爲末麪糊丸桐子大以浸藥酒下二十丸

經驗後方治腰疼神妙

用破故紙爲末温酒下三錢匕

又方治腎虚腰脚無力

生栗袋貯懸乾每日平明喫十餘顆次喫猪腎粥

又方治丈夫腰膝積冷痛或頑麻無力

菟絲子洗秤一兩牛膝一兩同浸於銀器內用酒過一寸五日暴乾爲末將元浸酒再入少醇酒作糊搜和丸如梧桐子大空心酒下二十丸

外臺祕要療腰痛

取黃狗皮炙裹腰痛處取煖徹爲度頻即差也

徐伯玉方同

斗門方治腰痛

用大黄半兩更入生薑半兩同切加小豆大於鐺內炒令黄色投水兩椀至五更初頓服天明取下腰間惡血物用盆器貯如雞肝樣卽痛止

又方治腰重痛

用檳榔爲末酒下一錢

梅師方治卒腰痛暫轉不得

鹿角一枚長五寸酒二升燒鹿角令赤內酒中浸一宿飲之

崔元亮海上方治腰脚冷風氣

以大黄二大兩切如碁子和少酥炒令酥盡入藥中切不得令黄焦則無力擣篩爲末每日空腹以水大三合入生薑兩片如錢煎十餘沸去薑取大黄末兩錢別置椀子中以薑湯調之空腹頓服如有餘薑湯徐徐呷之令盡當下冷膿多惡物等病即差止古人用毒藥攻病必隨人之虚實而處置非一切而用也姚僧垣初仕梁

武帝因發熱欲服大黄僧垣曰大黄乃是快藥至尊年高不可輕用帝弗從幾至委頓元帝常有心腹疾諸醫咸謂宜用平藥可漸宣通僧垣曰脉洪而實此有宿食非用大黄無差理帝從而遂愈以此言之今醫用一毒藥而攻衆病其偶中病便謂此方之神奇其差誤乃不言用藥之失如此者衆矣可不戒哉

修真方神仙方

菟絲子一斗酒一斗浸良久漉出暴乾又浸以酒盡爲度每服二錢温酒下日二服後喫三五匙水飯壓之至三七日加至三錢七服之令人光澤三年老變爲少此藥治腰膝去風久服延年

治虛損羸瘦不堪勞動方第三十三

治人素有勞根苦作便發則身百節皮膚無處不疼痛或熱筋急方

取白柘東南行根一尺刮去上皮取中間皮以燒屑亦可細切搗之以酒服三方寸匕厚覆取汗日三服無酒以漿服之白柘是柘之無刺者也

治卒連時不得眠方

暮以新布火炙以熨目并蒸大豆更番囊貯枕枕冷復更易熱終夜常枕熱豆即立愈也

此二條本在雜治中並皆虛勞患此疾雖非急飈

若不即治亦漸瘵人後方勞救爲力數倍今故畧載諸法

凡男女因積勞虛損或大病後不復常若四體沉滯骨肉疼酸吸吸少氣行動喘惙或小腹拘急腰背强痛心中虛悸咽乾唇燥面體少色或飲食無味陰陽癈弱悲憂慘戚多臥少起久者積年輕者纔百日漸至瘦削五藏氣竭則難可復振治之湯方

甘草二兩桂三兩芍藥四兩生薑五兩無者亦可用乾薑大棗二七枚以水九升煮取三升去滓內飴八兩分三服間日復作一劑後可將諸丸散耳黃著加二兩人參二兩爲佳若患痰滿及溏泄可除飴耳姚同

又方烏雌雞一頭治如食法以生地黃一斤切飴糖二升內腹內急縛銅器貯甑中蒸五升米久須臾取出食肉飲汁勿啖鹽三月三度作之姚

云神良並止盜汗

又方甘草一兩白术四兩麥門冬四兩牡蠣二兩大棗二十枚膠三兩水八升煮取二升再服

又方黄耆枸杞根白皮生薑三兩甘草麥門冬桂各二兩生米三合水九升煮取三升分四服

又方羊腎一枚切术一升以水一斗煮取九升服一升日二三服一日盡冬月分二日服日可再服

又有建中腎瀝湯法諸丸方

乾地黄四兩茯苓薯蕷桂牡丹山茱萸各二兩附子澤瀉一兩擣蜜丸如梧子服七丸日三加至十丸此是張仲景八味腎氣丸方療虚勞不足大傷飲水腰痛小腹急小便不利又云長服即去附子加五味子治大風冷

又方苦參黄連菖蒲車前子忍冬枸杞子各一升擣蜜丸如梧子大服十丸日三服

有腎氣大丸法諸散方

术一斤桂半斤乾地黄澤瀉茯苓各四兩擣篩飲服方寸七日三兩服佳

又方生地黄二斤麪一斤擣炒乾篩酒服方寸七日三服

附方

枸杞子用生補虚長肌肉益顔色肥健人能去勞熱用生枸杞子五升好酒二斗研搦勻碎浸

七日漉去滓飲之初以三合爲始後卽任意飲

之外臺祕要同

食療補虚勞治肺勞止渴去熱風

用天門冬去皮心入蜜煮之食後服之若曝乾

入蜜丸尤佳亦用洗面甚佳

又方雀卵白和天雄末菟絲子末爲丸空心酒下

五丸主男子陰萎不起女子帶下便溺不利除

疝瘕決癰腫續五藏氣

經驗方暖精氣益元陽

白龍骨遠志等分爲末煉蜜丸如梧桐子大空心臥時冷水下三十丸

又方除盜汗及陰汗

牡蠣爲末有汗處粉之

經驗後方治五勞七傷陽氣衰弱腰脚無力羊腎蓯蓉羹法

羊腎一對去脂膜細切肉蓯蓉一兩酒浸一宿

刮去皺皮細切相和作羹葱白鹽五味等如常

法事治空腹食之

又方治男子女人五勞七傷下元久冷烏髭鬢一

切風病四肢疼痛駐顏壯氣

補骨脂一斤酒浸一宿放乾却用烏油麻一升

和炒令麻子聲絶卽播去只取補骨脂爲末醋

煮麪糊丸如梧桐子大早晨溫酒鹽湯下二十

丸

又方固陽丹

菟絲子二兩水淘酒浸十日焙乾爲末更入杜仲一兩蜜炙搗用薯蕷末酒煮爲糊丸如梧桐子大空心用酒下五十丸

食醫心鏡益丈夫興陽理腿膝冷

淫羊藿一斤酒一斗浸經三日飲之佳

御藥院治脚膝風濕虛汗少力多疼痛及陰汗

燒礬作灰細研末一匙頭沸湯投之淋洗痛處

外臺祕要補虚勞益髓長肌悦顔色令人肥健

鹿角膠炙搗爲末以酒服方寸七日三服

又治骨蒸

桃仁一百二十枚去皮雙人留尖杵和爲丸平

旦井花水頓服令盡服訖量性飲酒令醉仍須

喫水能多最精隔日又服一劑百日不得食肉

又骨蒸亦曰内蒸所以言内者必外寒内熱附骨

也其根在五藏六府之中或皮燥而無光蒸作

之時四肢漸細足趺腫者

石膏十分研如乳法和水服方寸七日再以體

涼爲度

崔元亮海上方療骨蒸鬼氣

取童子小便五大斗澄過青蒿五斗八月九月

採帶子者最好細剉二物相和內好大釜中以

猛火煎取三大斗去滓淨洗釜令乾再瀉汁安

釜中以微火煎可二大斗卽取猪膽十枚相和

煎一大斗半除火待冷以新甆器貯每欲服時取甘草二三兩熟炙擣末以煎和擣一千杵爲丸空腹粥飲下二十丸漸增至三十九止

治脾胃虛弱不能飲食方第三十四

治卒得食病似傷寒其人但欲臥七八日不治煞人方

按其脊兩邊有陷處正灸陷處兩頭各七壯卽愈

治食魚鱠及生肉住胷膈中不消化吐之又不出不可留多使成癥方

朴消如半雞子一枚大黄一兩凡二物㕮咀以酒二升煮取一升去滓盡服之立消若無朴消者芒消代之皆可用

治食生冷雜物或寒時衣薄當風或夜食便臥不卽消心腹煩痛脹急或連日不化方

燒地令極熱卽敷薄薦莞席向臥覆取汗卽立

愈也

治食過飽煩悶但欲卧而腹脹方

熬麪令微香擣服方寸匕得大麥生麪益佳無

麪以糜亦得

此四條本在雜治中皆食飲脾胃家事令胃氣充

實則永無食患食宜先治其本故後疏諸法

腹中虛冷不能飲食食輒不消羸瘦致之四肢尫

弱百疾因此互生

生地黄十斤擣絞取汁和好麪三斤以日曝乾
更和汁盡止未食後服半合日三稍增至三合
又方麪半斤麥蘖五升豉五合杏仁二升皆熬令
黄香擣篩丸如彈服一枚後稍增之
又方大黄芍藥各半斤擣末之芒消半斤以蜜三
斤於銅器中湯上煎可丸如梧子大服七丸至
十丸
又方麪一斤乾薑十兩茱萸一升鹽一彈合擣蜜

和如彈丸日三服

又方朮二斤麴一斤熬令黄搗蜜丸如梧子大服三十丸日三若大冷可加乾薑三兩若患腹痛加當歸三兩羸弱加甘草二兩并長將息徐以麴朮法療産後心下停水仍須利之

治脾胃氣弱水穀不得下遂成不復受食方

大麻子三升大豆炒黄香合搗篩食前一二方寸匕日四五服佳矣

治飽食便臥得穀勞病令人四肢煩重嘿嘿欲臥食畢輒甚方

大麥葉一升椒一兩並熬乾薑三兩擣末服方寸七日三四服

附方

食醫心鏡治脾胃氣冷不能下食虛弱無力鶻突羹鯽魚半斤細切起作鱠沸豉汁熱投之著胡椒乾薑蒔蘿橘皮等末空腹食之

近世方主脾胃虛冷不下食積久羸弱成瘵者

温州白乾薑一物漿水煮令透心潤濕取出焙乾搗篩陳廩米煮粥飲丸如桐子一服三五十丸湯使任用其效如神

食療治胃氣虛風熱不能食

生薑汁半雞子殼生地黃汁少許蜜一匙頭和水三合頓服立差

經驗方治脾元氣發歇痛不可忍者

吳茱萸一兩桃仁一兩和炒令茱萸焦黑後去茱萸取桃仁去皮尖研細葱白三莖煨熟以酒浸温分二服

經驗後方治脾胃進食

茴香二兩生薑四兩同擣令勻淨器內濕紙蓋一宿次以銀石器中文武火炒令黃焦爲末酒丸如梧子大每服十丸至十五丸茶酒下

外臺祕要治久患氣脹

烏牛尿空心溫服一升日一服氣散卽止

治卒絶糧失食飢憊欲死方第三十五

粒食者生人之所資數日乏絶便能致命本草有不飢之文而醫方莫言斯術者當以其涉在仙奇之境非庸俗所能遵故也遂使荒饉之歲餓屍横路良可哀乎今略載其易爲者云若脱値奔竄在無人之鄉及墮墜谿谷空井深塚之中四顧迴絶無可藉口者便須飲水服氣其服法如左

閉口以舌料上下齒取津液而咽之一日得三百六十咽便佳漸習乃可至千自然不飢三五日小疲極過此便漸輕强復有食十二時六戊者諸法恐危逼之地不能曉方面及時之早晚故不論此若有水者卒無器便與左手貯祝曰丞掾吏之賜眞乏糧正赤黄行無過城下諸醫以自防畢三叩齒右手指三叩左手如此三遍便飲之後復有盃器貯水尤佳亦左手執右手

以物扣之如法日服三升便不復飢卽差

若可得遊涉之地周行山澤間者

但取松栢葉細切水服二合日中二三升便佳

又掘取白茅根洗淨切服之此三物得行曝燥

石上擣碎服服者食方寸匕一日又有大豆者

取含光明帀熱以水服盡此則解十日赤小豆

亦佳得熬二豆黃末服一二升辟十日草中有

术天門冬麥門冬黃精萎蕤貝母或生或熟皆

可單食樹木上自耳及檀榆白皮並可辟飢也

若遇荒年穀貴無以充糧應須藥濟命者

取稻米一斗淘汰之百蒸百曝搗日一飡以水

得三十日都止則可終身不食日行三百里

又方粳米一斗酒三升漬之出曝之又漬酒盡止

出稍食之渴飲之辟三十日足一斛二升辟周

年

有守中丸藥法

其蔬諸米豆者是人間易得易作且不乖穀氣使質力無減耳恐內穢之身忽然專御藥物或非所堪若可得頻營則自更按余所撰穀方中求也

附方

聖惠方絶穀昇仙不食法

取松實擣爲膏酒調下三錢日三則不飢渴飲水勿食他物百日身輕日行五百里

野人閒話云伏虎尊師煉松脂法

十斤松脂五度以水煮過令苦味盡取得後每一斤煉了松脂入四兩茯苓末每晨水下一刀圭即終年不食而復延齡身輕清爽

抱朴子云

漢成帝時獵者於終南山見一人無衣服身皆生黑毛跳坑越澗如飛乃密伺其所在合圍取得乃是一婦人問之言我是秦之宮人關東賊

至秦王出降驚走入山飢無所食洎欲餓死有一老公教我喫松柏葉實初時苦澁後稍便喫遂不復飢冬不寒夏不熱此女是秦人至成帝時三百餘載也

葛仙翁肘後備急方卷之四

第五册

卷五

治卒陰腫痛頽卵方

葛仙翁肘後備急方卷之五

瘦樵程永培校

治癰疽妬乳諸毒腫方第三十六

隱居效方治羊疽瘡有蟲痒

附子八分藜蘆二分末傅之蟲自然出

葛氏療妳發諸癰疽發背及乳方

比灸其上百壯

又方熬粲粉令黑雞子白和之塗練上以貼癰小

穿練上作小口泄毒氣燥易之神秘

又方釜底煤搗以雞子中黄和塗之加少豉彌良

又方搗黄檗末篩雞子白和厚塗之乾復易差

又方燒鹿角搗末以苦酒和塗之佳

又方於石上水磨鹿角取濁汁塗癰上乾復易隨

手消

又方末半夏雞子白和塗之水磨傅並良

又方神效水磨出小品

又方醋和茱萸若擣䔿𦼮或小蒜傅之並良

一切惡毒腫

蔓菁根一大握無以龍葵根代之乳頭香一兩光明者黃連一兩宣州者杏仁四十九枚去尖用柳木取三四錢白色者各細剉擣三二百杵團作餅子厚三四分可腫處大小貼之乾復易立散別貼膏藥治瘡處佳

葛氏療癰發數十處方

取牛矢燒擣末以雞子白和塗之乾復易神效

又方用鹿角桂雞屎別擣燒合和雞子白和塗乾

復上

又癰已有膿當使壞方

取白雞兩翅羽肢各一枚燒服之卽穿姚同

又方吞薏苡十一枚勿多

又方以苦酒和雀矢塗癰頭上如小豆

葛氏若已結癰使聚不更長方

小豆末塗若雞子白和尤佳即差

又方芫花末膠汁和貼上燥復易化爲水

若潰後膿血不止急痛

取生白楸葉十重貼上布帛寛縛之

乳腫

桂心甘草各二分烏頭一分炮擣爲末和苦酒

塗紙覆之膿化爲水則神效

葛氏婦女乳癰妬腫

削柳根皮熟搗火温帛囊貯熨之冷更易大良

又方取研米槌煮令沸絮中覆乳以熨上當用二枚牙熨之數十迴止姚云神效

乳癰方

大黃䒚草伏龍肝竈下黃土也生薑各二分先以三物搗篩又合生薑搗以醋和塗乳痛則止極驗劉涓子不用生薑用生薑四分分等余比見用鯽魚立驗此方小品佳

姚氏乳癰

大黃鼠糞濕者黃連各一分二物爲末鼠矢更擣以黍米粥清和傳乳四邊痛卽止愈無黍米用粳米並得

又方牛馬矢傳並佳此並消去

小品妬方

黃芩白斂芍藥分等末篩漿服一錢七日五服若右乳結者將左乳汁服左乳結者將右乳汁

服散消根姚同此方必愈

姚方搗生地黄傅之熱則易小豆亦佳

又云二三百衆療不差但堅紫色者

用前柳根皮法云熬令温熨腫一宿愈

凡乳汁不得洩內結名妬乳乃急於癰

徐王療乳中瘰癧起痛方

大黄黄連各三兩水五升煮取一升二合分三

服得下卽愈

葛氏卒毒腫起急痛方

蕪菁根大者削去上皮熟搗苦酒和如泥煮三沸急攪之出傅腫帛裹上日再三易用子亦良

又方燒牛矢末苦酒和傅上乾復易

又方水和石灰封上又苦酒磨升麻若青木香或紫檀以磨傅上良

又方取水中萍子草熟搗以傅上

又已入腹者

麝香薰陸香青木香雞舌香各一兩以水四升

煮取二升分爲再服

若惡核腫結不肯散者

吳茱萸小蒜分等合擣傅之丹蒜亦得

又方擣鯽魚以傅之

若風腫多痒按之隨手起或隱㾖方

但令痛以手摩捋抑按日數度自消

又方以苦酒磨桂若獨活數傅之良

身體頭面忽有暴腫處如吹方

巴豆三十枚連皮碎水五升煮取三升去滓綿

沾以拭腫上趂手消勿近口

皮肉卒腫起狹長赤痛名牑

鹿角五兩白斂一兩牡蠣四兩附子一兩擣篩

和苦酒塗帛上燥復易

小品癰結腫堅如石或如大核色不變或作石癰

不消

鹿角八兩燒作灰白歛二兩麤理黃色磨石一斤燒令赤三物擣作末以苦酒和泥厚塗癰上燥更塗取消止內服連翹湯下之姚方云燒石令極赤內五升苦酒中復燒又內苦酒中令減半止擣石和藥先用所餘苦酒不足添上用

姚方若發腫至堅而有根者名曰石癰

當上灸百壯石子當碎出不出者可益壯癰疽瘤石癰結筋瘰癧皆不可就鈇角鈇角者少有

不及禍者也

又癰未潰方

茵草末和雞子白塗紙令厚貼上燥復易得痛自差

癰腫振焮不可忍方

大黃搗篩以苦酒和貼腫上燥易不過三即差減不復作膿自消除甚神驗也

癰腫未成膿

取牛耳垢封之卽愈

若惡肉不盡者食肉藥食去以膏塗之則愈食肉方取白炭灰荻灰等分煎令如膏此不宜預作十日則歇并可與去黑子此大毒若用效驗本方用法

凡癰腫用

括蔞根赤小豆皆當內苦酒中五宿出熬之畢搗爲散以苦酒和塗紙上貼腫驗

隱居效方消癰腫

白斂二分藜蘆一分爲末酒和如泥貼上日三

大良

疽瘡骨出

黄連牡蠣各二分爲末先鹽酒洗後傅

葛氏忽得熛疽著手足肩累累如米豆刮汁出急

療之

熬蕪菁熟擣裹以展轉其上日夜勿止

若發疽於十指端及色赤黑甚難療宜按大方非

單方所及

若骨疽積年一捏一汁出不差

熬末膠粘勃瘡上乃破生鯉魚以搶之如炊頃

刮視有小蟲出更洗傅藥蟲盡則便止差

姚方云熛疽者肉中忽生一黤子如豆粟劇者如

梅李大或赤或黑或白或青其黶有核核有深根

應心少久四面悉腫疱黯黕紫黑色能爛壞筋骨

毒入臟腑煞人南方人名爲撿著毒

著厚肉處皆割之亦燒鐵令赤烙毒三上令焦如炭亦灸黯炮上百壯爲佳早春酸摹葉薄其四面防其長也飲葵根汁犀角汁升麻汁折其熱内外療依丹毒法也

劉涓子療癰疽發壞出膿血生肉黄耆膏

黄耆芍藥大黄當歸芎藭獨活白芷薤白各一兩生地黄三兩九物切猪膏二升半煎三上三

下膏成絞去滓傅充瘡中摩左右日三

又丹癰疽始發浸淫進長并少小丹瘉方

升麻黃連大黃芎藭各二兩黃芩芒消各三兩

當歸甘草炙羚羊角各一兩九物㕮咀水一斗

三升煮取五升去滓還內鐺中後下芒消上杖攪

成膏適冷熱貼帛搨腫上數度便隨手消散王

練甘林所祕方慎不可近陰

又熛瘡浸淫多汁日就浸大胡粉散

胡粉熬甘草炙藺茹黄連各二分四物擣散篩

以粉瘡日三極驗

諸疽瘡膏方

蠟亂髮礬石松脂各一兩猪膏四兩五物先下

髮髮消下礬石礬石消下松脂松脂消下蠟蠟

消下猪膏塗瘡上

赤龍皮湯洗諸敗爛瘡方

槲樹皮切三升以水一斗煮取五升春夏冷用

秋冬溫用洗乳瘡及諸敗瘡洗了則傳膏

發背上初欲𤺋便服此大黃湯

大黃甘草炙黃芩各二兩升麻二兩梔子一百枚五物以水九升煮取三升半服得快下數行便止不下則更服

療發背及婦人發乳及腸癰木占斯散

木占斯厚朴炙甘草炙細辛栝樓防風乾薑人參桔梗敗醬各一兩十物搗爲散酒服方寸七

晝七夜四以多爲善病在上常吐在下膿血此

謂腸癰之屬其癰腫卽不痛長服瘳諸疽痔若

瘡已潰便早愈發背無有不瘳不覺腫去時長

服去敗醬多療婦人發乳諸産癥瘕益良並劉

涓子方

劉涓子療癰消膿木占斯散方

木占斯桂心人參細辛敗醬乾薑厚朴炙甘草

炙防風桔梗各一兩十物爲散服方寸七入咽

覺流入瘡中若癰疽灸不發壞者可服之瘡未壞去敗醬此藥或時有癰令成水者

癰腫瘰癧核不消白蘞薄方

白蘞黄連大黄黄芩菵草赤石脂吳茱萸芍藥各四分八物搗篩以雞子白和如泥塗故帛上薄之開小口乾即易之差

發背欲死者

取冬瓜截去頭合瘡上瓜當爛截去更合之瓜

未盡瘡已歛小矣即用膏養之

又方伏龍肝末之以酒調厚傅其瘡口乾即易不日平復

又方取梧桐子葉𨫼上煿成灰絹羅蜜調傅之乾即易之

癰腫雜效方療熱腫

以家芥子并柏葉搗傅之無不愈大驗得山芥更妙又搗小芥子末醋和作餅子貼腫及瘰癧

數看消即止恐損肉此療馬附骨良

又方燒人糞作灰頭醋和如泥塗腫處乾數易大驗

又方取黃色雄黃雌黃色石燒熱令赤以大醋沃之更燒醋沃其石即軟如泥刮取塗腫若乾醋和此大祕要耳

灸腫令消法

取獨顆蒜横截厚一分安腫頭上炷如梧桐子

大灸蒜上百壯不覺消數數灸唯多爲善勿令大熱但覺痛卽擎起蒜蒜燋更換用新者不用灸損皮肉如有體乾不須灸余嘗小腹下患大腫灸卽差每用之則可大效也

又方生參　頭上核又磁石末和醋敷之

又方甘草　塗此蕉子不中食

又方雞腸草敷

又方白蘞末敷並良

又熱腫癤

煼膠數塗一日十數度卽差療小兒癤子尤炅

每用神效

一切毒腫疼痛不可忍者

搜麵團腫頭如錢大滿中安椒以麵餠子蓋頭

上灸令徹痛卽立止

又方搗萆麻仁敷之立差

手脚心風毒腫

生椒末鹽末等分以醋和傅立差

癰疽生臭惡肉者

以白蔄茹散傅之看肉盡便停但傅諸膏藥若不生肉傅黃耆散蔄茹黃耆止一切惡肉仍不盡者可以七頭赤皮蔄茹爲散用半錢七和白蔄茹散三錢七以傅之此姚方差

惡脉病身中忽有赤絡脉起如蚓狀

此由春冬惡風入絡脈之中其血瘀所作宜服

之五香連翹鑱去血傅丹參膏積日乃差余度

山嶺即患常服五香湯傅小豆得消以下並姚

方

惡核病者肉中忽有核如梅李小者如豆粒皮中

慘痛左右走身中壯熱瘵惡寒是也此病卒然而

起有毒入腹殺人南方多有此患

宜服五香連翹湯以小豆傅之立消若餘核亦

得傅丹參膏

惡肉病者身中忽有肉如赤小豆粒突出便長如
牛馬乳亦如雞冠狀亦宜服漏蘆湯外可以燒鐵
烙之日三烙令稍燋
以升麻膏傳之
氣痛之病身中忽有一處如打撲之狀不可堪耐
而左右走身中發作有時痛靜時便覺其處冷如
霜雪所加
此皆由冬温至春暴寒傷之宜先服五香連翹

數劑又以白酒煮楊柳皮暖熨之有赤點點處

宜鑱去血也

五香連翹湯療惡肉惡脈惡核瘰癧風結腫氣痛

木香沉香雞舌香各二兩麝香半兩薰陸一兩

射干紫葛升麻獨活寄生甘草炙連翹各二

兩大黄三兩淡竹瀝三升十三物以水九升煮

減半內竹瀝取三升分三服大良

漏蘆湯療癰疽丹𤺋毒腫惡肉

漏蘆白歛黄芩白薇枳實炙升麻甘草炙芍藥
麻黄去節各二兩大黄三兩十物以水一斗煮
取三升若無藥用大黄下之佳其丹毒須針鑱
去血
丹參膏療惡肉惡核瘰癧風結諸脈腫
丹參蒴藋各二兩秦艽獨活烏頭白及牛膝菊
花防風各一兩莽草葉躑躅花蜀椒各半兩十
二物切以苦酒二升漬之一宿猪膏四斤俱煎

之令酒竭勿過燋去滓以塗諸疾上日五度塗

故布上貼之此膏亦可服得大行即須少少服

小品同

升麻膏療丹毒腫熱瘡

升麻白歛漏蘆芒消各二兩黃芩枳實連翹虵

啣各三兩梔子二十枚蒴藋根四兩十物切舂

令細納器中以水三升漬半日以猪脂五升煎

令水竭去滓傳之日五度若急合即水煎極驗

方

葛氏療卒毒腫起急痛

柳白皮酒煮令熱熨上痛止

附方

勝金方治發腦發背及癰疽熱癤惡瘡等

臘月兔頭細剉入瓶內密封惟久愈佳塗帛上

厚封之熱痛傅之如冰頻換差

千金方治發背癰腫已潰未潰方

香豉三升少與水和熟擣成泥可腫處作餅子厚三分已主有孔勿覆孔上布豉餅以艾烈其上灸之使溫溫而熱勿令破肉如熱痛卽急易之患當減快得分穩一日二度灸之如先有瘡孔中汁出卽差

外臺祕要療惡寒嗇嗇似欲發背或已生瘡腫癮瘮起方

消石三兩以暖水一升和令消待冷取故青布

搭三重可似赤處方圓濕布搨之熱即換頻易立差

集驗方治發背

以蝸牛一百箇活者以一升淨瓶入蝸牛用新汲水一盞浸瓶中封繫自晚至明取出蝸牛放之其水如涎將眞蛤粉不以多少旋調傅以雞翎掃之瘡上日可十餘度其熱痛止瘡便愈

元亮海上方治發背祕法李北海云此方神授

極奇祕

以甘草三大兩生搗別篩末大麥麪九兩於大盤中相和攪令勻取上等好酥少許別捻入藥令勻百沸水搜如餅子劑方圓大於瘡一分熱傳腫上以油片及故紙隔令通風冷則換之已成膿水自出未成腫便内消當患腫著藥時常須喫黄耆粥甚妙

又一法甘草一大兩微炙搗碎水一大升浸之器

上横一小刀子置露中經宿平明以物攪令決

出吹沫服之但是瘡腫發背皆可服甚效

梅師方治諸癰疽發背或發乳房初起微赤不急

治之即死速

消方

搗苧根傅之數易

聖惠方治附骨疽及魚眼瘡

用狗頭骨燒烟薰之

張文仲方治石癰堅如石不作膿者

生章陸根擣擦之燥即易取軟爲度

子母秘錄治癰疽痔瘻瘡及小兒丹

水煮棘根汁洗之

又方末蠐螬傅之

小品方治疽初作

以赤小豆末醋和傅之亦消

博濟方治一切癰腫未破疼痛令內消

以生地黄杵如泥隨腫大小攤於布上糝木香末於中又再攤地黄一重貼於腫上不過三五度

日華子云消腫毒

水調決明子末塗

食療治癰腫

栝樓根苦酒中熬燥擣篩之苦酒和塗紙上攤貼服金石人宜用

楊文蔚方治癰未潰

栝樓根赤小豆等分爲末醋調塗

千金方治諸惡腫失治有膿

燒棘針作灰水服之經宿頭出

又方治癰瘡中冷瘡口不合

用鼠皮一枚燒爲灰細研封瘡口上

孫眞人云主癰發數處

取牛糞燒作灰以雞子白和傅之乾即易

孫眞人食忌生一切熱毒腫

章陸根鹽少許傅之日再易

集驗方治腫

柳枝如脚指大長三尺二十枚水煮令極熱以

故布裹腫處取湯熱洗之即差

又方治癰一切腫未成膿拔毒

牡蠣白者爲細末水調塗乾更塗

又方治毒熱足腫疼欲脫

酒煮苦參以漬之

外臺祕要治癰腫

伏龍肝以蒜和作泥塗用布上貼之如乾則再易

又方凡腫已潰者

以白膠一片水漬令軟納納然腫之大小貼當頭上開孔若已潰還合者膿當被膠急撮之膿皆出盡未有膿者腫當自消矣

又方燒鯉魚作灰酢和塗之一切腫上以差爲度

又療熱毒病攻手足腫疼痛欲脫方

取蒼耳汁以漬之

又方水煮馬糞汁以漬之

又方急治毒攻手足腫疼痛欲斷

猪蹄一具合葱煮去滓內少許鹽以漬之

經驗後方治一切癰腫無頭

以葵菜子一粒新汲水吞下須臾即破如要兩

處破服兩粒要破處逐粒加之驗

又方治諸癰不消已成膿懼針不得破令速決

取白雞翅下第一毛兩邊各一莖燒灰研水調

服之

又梅師方取雀屎塗頭上即易破雄雀屎佳堅者

爲雄

謹按雄黄治瘡瘍尚矣

周禮瘍醫凡療瘍以五毒攻之鄭康成注云今

醫方有五毒之藥作之合黄堥置石膽丹砂雄黄礜石磁石其中燒之三日三夜其煙上著以雞羽掃取之以注創惡肉破骨則盡出故翰林學士楊億嘗筆記直史館楊嵎年少時有瘍生於頰連齒輔車外腫若覆甌內潰出膿血不輟吐之痛楚難忍療之百方彌年不差人語之依鄭法合燒藥成注之創中少頃朽骨連兩牙潰出遂愈後更安寧信古方攻病之速也黄堥若

今市中所貨有蓋尾合也近世合丹藥猶用黄尾䤨亦名黄𨫼事出於古也（𨫼音武）

梅師方治產後不自乳兒畜積乳汁結作癰取蒲公草擣傅腫上日三四度易之俗呼爲蒲公英語訛爲僕公罌是也水煮汁服亦得

又方治妬乳乳癰

取丁香擣末水調方寸七服

又方治乳頭裂破

擣丁香末傅之

千金方治妬乳

梁上塵醋和塗之亦治陰腫

靈苑方治乳痛癰初發腫痛結硬欲破膿令一服

差以北來真樺皮無灰酒服方寸匕就之臥及

覺已差

聖惠方主婦人乳癰不消

右用白麪半斤炒令黃色用醋煮爲糊塗於乳

上即消

產寶治乳及癰腫

雞屎末服方寸匕須臾三服愈梅師方亦治乳

頭破裂方同

簡要濟衆治婦人乳癰汁不出內結成膿腫名妬

乳方

露蜂房燒灰研每服二錢水一中盞煎至六分

去滓溫服

又方治吹㚢獨勝散

白丁香半兩擣羅為散每服一錢七溫酒調下無時服

子母秘錄療吹㚢惡寒壯熱

猪肪脂以冷水浸搨之熱即易立效

楊炎南行方治吹㚢疼痛不可忍

用穿山甲炙黃木通各一兩自然銅半兩生用三味擣羅為散每服二錢溫酒調下不計時候

食醫心鏡云治吹妳不痒不痛腫硬如石

以青橘皮二兩湯浸去穰焙爲末非時温酒下

二錢七

治腸癰肺癰方第三十七

葛氏大人小兒卒得惡瘡不可名識者

燒竹葉和雞子中黄塗差

又方取蛇牀子合黄連二兩末粉瘡上燥者豬脂

和塗差

又方燒蛇皮末以豬膏和塗之

又方煮柳葉若皮洗之亦可內少鹽此又療面上瘡

又方臘月豬膏一升亂髮如雞子大生鯽魚一頭合煎令消盡又內雄黃苦參末二兩大附子一枚末絞令凝以傳諸瘡無不差胡洽療瘑疽疥大效

瘡中突出惡肉者

末烏梅屑傅之又末硫黄傅上燥者唾和塗之

惡瘡連痂痒痛

擣扁豆封痂落即差近方

小品療瘑癬疥惡瘡方

水銀礬石蛇牀子黄連各二兩四物擣篩以臘月猪膏七合并下水銀攪萬度不見水銀膏成傅瘡并小兒頭瘡良𦺇慶宣加蕳茹一兩療諸瘡神驗無比

姚療瘑疥

雄黃一兩黃連二兩松脂二兩髮灰如彈丸四

物鎔猪膏與松脂合熱擣以薄瘡上則大良

又療惡瘡粉方

水銀黃連胡粉熬令黃各二兩下篩粉瘡瘡無

汁者唾和之

小兒身中惡瘡

取筍汁自澡洗以筍殼作散傅之

人體生惡瘡似火自爛

胡粉熬黑黄檗黄連分等下篩粉之也

卒得惡瘡

蒼耳桃皮作屑內瘡中佳

頭中惡瘡

胡粉水銀白松脂各二兩臘月猪膏四兩合松脂煎以水銀胡粉合研以塗上日再胡洽云療小兒頭面瘡又一方加黄連二兩亦療得禿瘡

惡瘡雄黃膏方

雄黃雌黃並末水銀各一兩松脂二兩猪脂半斤亂髮如雞子大以上合煎去滓內水銀傳瘡日再

效方惡瘡食肉雄黃散

雄黃六分䕡茹礬石各二分末瘡中日二

療瘡方最去面上粉刺方

黃連八分糯米赤小豆各五分吳茱萸一分胡

粉水銀各六分搗黃連等下篩先於掌中研水

銀使極細和藥使相入以生麻油總稀稠得所

洗瘡拭乾傅之但是瘡卽療神驗不傳

甘家松脂膏療熱瘡尤嗍膿不痂無瘢方

松脂白膠香薰陸香各一兩當歸蠟各一兩半

甘草一兩並切猪脂羊腎脂各半合許生地黃

汁亦半合以松脂等末內脂膏地黃汁中微火

煎令黃下蠟絞去滓塗布貼瘡極有驗甘家秘

不能傳此是半劑

地黃膏療一切瘡已潰者及灸貼之無痂生肉去膿神秘方

地黃汁一升松脂二兩薰陸香一兩羊腎脂及牛酥各如雞子大先於地黃汁煎松脂及香令消即內羊脂酥并更用蠟半雞子大一時相和緩火煎水盡膏成去滓塗帛貼瘡日一二易加故緋一片亂髮一雞子許大療年深者十餘日

即差生肉秘法

婦人頰上瘡差後每年又發甘家秘方塗之永差

黄礬石二兩燒令汁盡胡粉一兩水銀一兩半

搗篩礬石胡粉更篩先以片許猪脂於甆器内

熟研水銀令消盡更加猪脂并礬石胡粉和使

粘稠洗面瘡以塗上又别熬胡粉令黄塗膏訖

則薄此粉數日即差甘家用大驗

瘰癧瘡但是腰脚已下名爲癧此皆有蟲食之蟲

死即差此方立驗

醋泔澱一椀大麻子一盞白沙鹽末各一抄和

掩以傅瘡乾更傅先溫泔淨洗拭乾傅一二度

即差孔如釺穴皆蟲食大驗

效方惡瘡三十年不愈者

大黃黄芩黃連各一兩爲散洗瘡淨以粉之日

三無不差又黃蘗分等亦佳

葛氏療白禿方

殺豬即取肚破去屎及熱以反揚頭上須臾蟲

出著肚若不盡更作取令無蟲即休

又方末藜蘆以臘月豬膏和塗之五月漏蘆草燒

作灰膏和使塗之皆先用鹽湯洗乃傅

又方羊蹄草根獨根者勿見風日及婦女雞犬以

三年醋研和如泥生布拭瘡令赤以傅之

姚方以羊肉如作脯法炙令香及熱以搨上不過

三四日差

又方先以皁莢湯熱洗拭乾以少油摩塗再三即差

附方

千金方治遍身風痒生瘡疥

以蒺藜子苗煮湯洗之立差千金翼方同

又方茵蔯蒿不計多少煮濃汁洗之立差

千金翼方瘡癬初生或始痛痒

以薑黃傅之妙

又方嚼鹽塗之妙

又方漏瘤瘡濕癬痒侵淫日瘙痒不可忍搔之黄水出差後復發

取羊蹄根去土細切擣以大醋和淨洗傅上一時間以冷水洗之日一傅差若爲末傅之妙

外臺秘要治癬瘡方

取蟾蜍燒灰末以猪脂和傅之

又方治乾癬積年生痂瘙之黄水出每逢陰雨即

痒用斑猫半兩微炒爲末蜜調傅之

又治疥方

搗羊蹄根和猪脂塗上或著鹽少許佳

斗門方治疥癬

用藜蘆細搗爲末以生油調傅之

王氏博濟治疥癬滿身作瘡不可治者

何首烏艾等分以水煎令濃於盆內洗之甚能

解痛生肌肉

簡要濟衆治癬瘡久不差

羊蹄根擣絞取汁用調膩粉少許如膏塗傅癬上三五遍即差如乾即猪脂調和傅之

鬼遺方治疥癬

松膠香研細約酌入少輕粉衮令匀凡疥癬上先用油塗了擦末一日便乾頑者三兩度

聖惠方治癬濕痒

用楮葉半斤細切擣爛傅癬上

楊氏產乳療瘡疥

燒竹葉爲末以雞子白和之塗上不過三四次

立差

十全方治疥瘡

巴豆十粒火炮過黄色去皮膜右順手研如麪

入酥少許膩粉少許同研匀瓜破以竹篦子點

藥不得落眼裏及外腎上如熏灸著外腎以黄

丹塗甚妙

經驗方治五般瘡癬

以韭根炒存性旋搗末以猪脂油調傅之三度差

千金方療漆瘡

用湯漬芒硝令濃塗之乾卽易之

譚氏治漆瘡

漢椒湯洗之卽愈

千金翼治漆瘡

羊乳傅之

集驗方治漆瘡

取蓮葉乾者一斤水一斗煮取五升洗瘡上日

再差

斗門方治漆咬

用韭葉研傅之食醫心鏡同

千金方主大人小兒風瘙癮㾓心迷悶方

巴豆二兩搥破以水七升煮取三升以帛染拭

之

外臺秘要塗風瘮

取枳實以醋漬令濕火炙令熱適寒温用熨上

即消

斗門方治癮瘮

楝皮濃煎浴之

梅師方治一切瘮

以水煮枳殼爲煎塗之乾即又塗之

又方以水煮芒硝塗之

又治風癮疹方

以水煮蜂房取二升入芒硝傅上日五度卽差

聖惠方治風瘙癮疹遍身痒成瘡

用蠶沙一升水二斗煮取一斗二升去滓溫熱

得所以洗之宜避風

于金翼療丹癮疹方

酪和鹽熱煮以摩之手下消

又主大人小兒風瘮

茱萸一升酒五升煮取一升帛染拭之

初虞世治皮膚風熱遍身生癮瘮

牛蒡子浮萍等分以薄荷湯調下二錢日二服

經驗後方治肺毒瘡如大風疾綠雲散

以桑葉好者淨洗過熟蒸一宿後日乾爲末水

調二錢七服

又方急治卒得浸淫瘡轉有汁多起心早治之差

身周匝則殺人

以雞冠血傅之差

又方療大人小兒卒得月蝕方

於月望夕取兔屎及內蝦蟇腹中合燒爲灰末

以傅瘡上差

集驗方療月蝕瘡

虎頭骨二兩搗碎同猪脂一升熬成膏黄取塗

瘡上

聖惠方治反花瘡

用馬齒莧一斤燒作灰細猪脂調傅之

又方治諸瘡胬肉如蟮出數寸

用硫黄一兩細研胬肉上薄塗之卽便縮

鬼遺方治一切瘡肉出

以烏梅燒爲灰研末傅上惡肉立盡極妙

簡要濟衆方傅瘡藥

黄蘗子四兩爲末以冷水調傅瘡上乾卽旋傅

之

兵部手集治服丹石人有熱瘡疼不可忍方用紙環圍腫處中心塡硝石令滿匙抄水淋之覺其不熱疼卽止

治頭瘡及諸熱瘡

先用醋少許和水淨洗去痂再用溫水洗裛乾百草霜細研入膩粉少許生油調塗立愈

治惡瘡

唐人記其事云江左嘗有商人左膊上有瘡如人面亦無它苦商人戲滴酒口中其面亦赤色以物食之亦能食食多則覺膊內肉脹起或不食之則一臂痺有善醫者教其歷試諸藥金石草木之類悉試之無苦至貝母其瘡乃聚眉閉口商人喜曰此藥可治也因以小葦筒毀其口灌之數日成痂遂愈然不知何疾也謹按本經主金瘡此豈金瘡之類歟

治卒得癩皮毛變黑方第四十

癩病方

初覺皮膚不仁或淫淫苦痒如蟲行或眼前見物如垂絲或癮瘮赤黑此即急療蠻夷酒佳善

療白癩

苦參五斤酒三斗漬飲勿絶并取皮根末服效

驗

又方艾千莖濃煮以汁漬麴作酒常飲使醺醺姚

同

姚方大蝮蛇一枚切勿令傷以酒漬之大者一斗小者五升以糠火温令熟乃取蛇一寸許以臘月豬膏和傅瘡差亦療鼠瘻諸惡瘡

又方

苦參二斤露蜂房二兩麴二斤水三斗漬藥二宿去滓黍米二升釀熟稍飲日三一方加蝟皮

更作

附方

聖惠方治大風癩疾骨肉疽敗百節疼酸眉鬢墮落身體習習痒痛

以馬先蒿細剉炒爲末每空心及晚食前溫酒調下二錢七

又方治大風疾令眉鬢再生

用側柏葉九蒸九曝擣羅爲末煉蜜和丸如梧桐子大日三服夜一服熟水下五丸十丸百日

即生

又方治大風頭面髭髮脫落

以桑柴灰熱湯淋取汁洗面以大豆水研取漿

解澤灰味彌佳次用熟水入菉豆一斗煑取淨

不過洗沐十度良三日一沐頭一日一洗面

又方治白癩

用馬鞭草不限多少爲末每服食前用荆芥薄

荷湯調下一錢七

食療治癩

可取白蜜一斤生薑二斤擣取汁先稱銅鐺令知斤兩即下蜜於鐺中消之又秤知斤兩下薑汁於蜜中微火煎令薑汁盡秤蜜斤兩在即休藥已成矣患三十年癩者平旦服棗許大一丸一日三服酒飲任下忌生冷醋滑臭物功用甚多活人衆矣不能一一具之

外臺秘要治惡風疾

松脂煉投冷水中二十次蜜丸服二兩饑卽服之日三鼻柱斷離者二百日差斷鹽及房室

抱朴子云

趙瞿病癩歷年醫不差家乃齎糧棄送於山穴中瞿自怨不幸悲歎涕泣經月有仙人經穴見之哀之具問其詳瞿知其異人也叩頭自陳乞命於是仙人取囊中藥賜之教其服百餘日瘡愈顔色悅肌膚潤仙人再過視之瞿謝活命之

忽乞遺其方仙人曰此是松脂彼中極多汝可
煉服之長服身轉輕力百倍登危涉險終日不
困年百歲齒不落髮不白夜卧常見有光大如
鏡
感應神仙傳云崔言者職隷左親騎軍一旦得疾
雙眼昏咫尺不辨人物眉髮自落鼻梁崩倒肌膚
有瘡如癬皆謂惡疾勢不可救因爲洋州駱谷子
歸寨使遇一道流自谷中出不言名姓授其方曰

皁角刺一二斤爲灰蒸久曬研爲末食上濃煎大黃湯調一錢七服一旬鬢髮再生肌膚悦潤愈眼目倍常明得此方後却入山不知所之

朝野僉載云

商州有人患大風家人惡之山中爲起茅屋有烏蛇墜酒罌中病人不知飲酒漸差罌底尚有蛇骨方知其由也用道謹按李肇國史補云李舟之弟患風或說蛇酒治風乃求黑蛇生置甕

中醞以麴蘖數日蛇聲不絶及熱香氣酷烈引

滿而飲之斯須悉化爲水唯毛髮存焉僉載之

說恐不可輕用

治卒得蟲鼠諸瘻方第四十一 後有瘰癧

姚云凡有腫皆有相主患者宜檢本方多發頭兩

邊累累有核

姚方鼠瘻腫核痛未成膿方

以柏葉傅著腫上熬鹽著葉上熨令熱氣下即

消

葛氏卒得鼠瘻有瘰癧未發瘡而速熱者速療方

搗烏雞足若車前草傅之

若已有核膿血出者

以熱牛屎塗之日三

又方取白鮮皮煮服一升當吐鼠子

又方取猫狸一物料理作羹如食法空心進之鼠

子死出又當生吞其功彌效

又方取鼠中者一枚亂髮如雞子大以三歲臘月
猪脂煎之令鼠骨肉及髮消盡半塗之半酒服
鼠從瘡中出姚云秘不傳之法
劉涓子鼠瘻方
以鼅殼甘草炙桂心雄黄乾薑狸骨炙六物分
等搗下蜜和內瘡中無不差先炙其瘡後與藥
良
又方柞木皮五升以酒一斗合煎熟出皮煎汁令

得二升服之盡有宿肉出愈

又瘻瘡坐肉膏

楝樹白皮鼠肉當歸各二兩薤白三兩生地黄五兩臘月猪脂三升煎膏成傅之孔上令生肉

葛氏若瘡多而孔小是蟻瘻方

燒鱣鯉甲猪膏和傅

又方燒蜘蛛二七枚傅良

又瘻方

煎桃葉枝作煎淨洗瘡了內孔中大驗方

葛氏若著口裏

東行楝根細剉水煮取清汁含之數吐勿嚥

肉瘻方

槐白皮擣丸綿裹內下部中傅效

鼠瘻方

石南生地黃雌黃茯苓黃連各二兩爲散傅瘡

上日再

又方礬石三分燒斑猫一分炙去頭足搗下用醋和服半七須臾瘻蟲從小便中出刪繁方

附方

治風瘻

露蜂房一枚炙令黃赤色爲末每用一錢臘月猪脂匀調傅瘡上

千金方治瘻

以雞子一枚米下熬半日取出黃熬令黑先拭

瘡上汁令乾以藥內瘡孔中三度即差

千金翼治蟻瘻

取鯪鯉甲二七枚末豬膏和傅之

聖惠方治螻蛄瘻

用槲葉燒灰細研以泔別浸槲葉取洗瘡拭之

內少許灰於瘡中

又方治一切瘻

煉成松脂末填瘡孔令滿日三四度用之

治卒陰腫痛頹卵方第四十二

葛氏男子陰卒腫痛方

灸足大指第二節下横文理正中央五壯佳姚云足大指本三壯

又方桃核中仁熬末酒服如彈丸姚云不過三

又方竈中黄土末以雞子黄和傅之蛇牀子末和雞子黄傅之亦良

又方擣蕪菁根若馬鞭草傅並良姚同

又方雞翮六枚燒并蛇牀子末分等合服少隨卵
左右傳卵佳姚方無蛇牀子
小兒陰疝發時腫痛
依仙翁前灸法隨左右灸差
隨痛如刺方
世服生射干汁取下亦可服丸藥下之云作走
馬湯亦在尸注中有
陰丸卒縮入腹急痛欲死名陰疝

狼毒四兩防風二兩附子三兩燒蜜丸服三丸

如桐子大日夜三度

陰莖中卒痛不可忍

雄黄礬石各二兩甘草一尺水五升煮取二升

漬

姚云療大如斗者

葛氏男子陰瘡損爛

煮黄櫱洗之又白蜜塗之

又方黄連黄櫱分等末之煮取肥猪肉汁漬瘡訖

粉之姚方蜜煎甘草末塗之比者見有陰頭頊
下瘡欲斷者猪肉汁漬依姚方即神效
陰蝕欲盡者
蝦蟇兔矢分等末勃瘡上
陰痒汁出
嚼生大豆黃塗之亦療尿灰瘡
姚療陰痒生瘡
嚼胡麻塗之

葛療陰囊下濕痒皮剝

烏梅十四枚錢四十文三指撮鹽苦酒一升於

銅器內總漬九日日洗之又煑槐皮若黄蘗汁

及香葉汁並良

療人陰生瘡膿出臼方

高昌白礬一小兩擣細麻人等分研煉猪脂一

合於甆器中和攪如膏然後取槐白皮切作湯

以洗瘡上拭令乾即取膏塗上然後以楸葉帖

上不過三

又陰瘡有二種

一者作臼膿出曰陰蝕瘡二者但亦作瘡名爲熱瘡若是熱即取黃蘗一兩黃芩一兩切作湯洗之仍取黃連黃蘗作末傅之

女子陰瘡

末硫黃傅上姚同又燒杏仁擣塗之

又方末雄黃礬石各二分麝香半分擣傅姚同

若陰中痛

礬石二分熬大黄一分甘草半分末綿裹如棗

以導之取差

若有息肉突出

以苦酒三升漬烏喙五枚三日以洗之日夜三

四度

若苦痒搔之痛悶

取猪肝炙熱內陰中當有蟲著肝

小兒秃方

取白頭翁根擣傅一宿或作瘡二十日愈

灸頽

但灸其上又灸莖上又灸白小腹脉上及灸脚大指三中灸一壯又灸小指頭隨頽左右著灸

姚氏方

楊柳枝如足大指大長三尺二十枚水煮令極熱以故紙及氊掩腫處取熱柳枝更取拄之如

此取得差止

又卵頽

熟擣桃仁傅之亦療婦人陰腫燥即易之

小品牡丹散療頽偏大氣脹方

牡丹防風桂心豉熬鐵精分等合擣下服方寸七小兒一刀圭二十日愈大良嬰兒以乳汁和如大豆與之

不用藥法療頽必差方

令病人自把糯米餅子一枚并皁莢刺一百箇就百姓問坐社處先將皁煮刺分合社人社官三老已下各付一針即出餅子示人從頭至尾皆言從社官已下乞針搥社人問人搥何物病人云搥人魅周匝總遍訖針並揷盡即時餅却到家收掌於一處餅乾癩不覺自散永差極神效

附方

千金方有人陰冷漸漸冷氣入陰囊腫滿恐死日夜疼悶不得眠

取生椒擇之令淨以布帛裹著丸囊令厚半寸須臾熱氣大通日再易之取消差

又外臺秘要方

煮大薊根汁服之立差

梅師方治卒外腎偏腫疼痛

大黃末和醋塗之乾即易之

又方桂心末和水調方寸匕塗之

又方治卒外腎偏疼

皁莢和皮爲末水調傅之良

初虞世方治水㿗偏大上下不定疼痛

牡蠣不限多少鹽泥固濟炭三斤煅令火盡冷

取二兩乾薑一兩炮右爲細末用冷水調稀稠

得所塗病處小便利卽愈

經驗方治丈夫本藏氣傷膀胱連小腸等氣金鈴

子一百箇温湯浸過去皮巴豆二百箇槌微破

麩二升同於銅鍋内炒金鈴子赤熟爲度放冷

取出去核爲末每服三錢非時熱酒醋湯調並

得其麩巴豆不用也

外臺秘要治膀胱氣急宜下氣

蕪荑搗和食鹽末二物等分以綿裹如棗大内

下部或下水惡汁并下氣佳

又治陰下濕

吳茱萸一升水三升煮三沸去滓洗痒差

又治陰頭生瘡

以蜜煎甘草塗之差

千金方治丈夫陰頭癰師所不能治

烏賊魚骨末粉傅之良

又千金翼方

鼈甲一枚燒令末以雞子白和傅之良

葛仙翁肘後備急方卷之五終

葛仙翁肘後備急方卷之六

瘦樵程永培校

治目赤痛暗昧刺諸病方第四十三

華佗禁方

令病人自用手兩指擘所患眼垂空禁之曰疋疋屋舍狹窄不容宿客即出也

傷寒方末亦有眼方姚方目中冷淚出眥赤痒乳汁煎方

黄連三分䕡仁二分乾薑四分以乳汁一升漬一宿微火煎取三合去滓取米大傅眥

睛爲所傷損破方

牛旋日二點避風黒睛破亦差

附方

范汪方主目中淚出不得開即刺痛方

以鹽如大豆許内目中習習去鹽以冷水數洗目差

博濟方治風毒上攻眼腫痒澁痛不可忍者或上下瞼眥赤爛浮翳瘀肉侵睛神効驅風散五倍子一兩蔓荊子一兩半同杵末每服二錢水二盞銅石器內煎及一盞澄滓熱淋洗留滓二服又依前煎淋洗大能明眼目去澁痒

簡要濟衆治肝虛目睛疼冷淚不止筋脉痛及眼羞明怕日補肝散

夏枯草半兩香附子一兩其爲末每服一錢臘

茶調下無時

聖惠方治眼痒急赤澀用犬膽汁注目中

又方治風赤眼

以地龍十條炙乾爲末夜卧以冷茶調下二錢

七

又方治傷寒熱毒氣攻眼生白翳

用烏賊魚骨二兩不用肉皮杵末入龍腦少許

更研令細日三四度取少許點之

又方治久患內障眼

車前子乾地黄麥門冬等分爲末蜜丸如梧桐子大服屢効

治目方用黄連多矣而羊肝丸尤奇異

取黄連末一大兩白羊子肝一具去膜同於砂盆內研令極細衆手撚爲丸如梧桐子每食以煖漿水吞二七枚連作五劑差但是諸眼目疾及障翳青盲皆主之禁食猪肉及冷水劉禹錫

云有崔承元者因官治一死罪囚出活之因後數年以病自致死一旦崔爲内障所苦喪明逾年後半夜歎息獨坐時聞階除間悉窣之聲崔問爲誰曰是昔所蒙活者囚今故報恩至此遂以此方告訖而沒崔依此合服不數月眼復明因傳此方於世

又方今醫家洗眼湯

以當歸芍藥黄連等分停細以雪水或甜水煎

濃汁乘熱洗冷即再溫洗甚益眼目但是風毒赤目花翳等皆可用之其說云凡眼目之病皆以血脉凝滯使然故以行血藥合黄連治之血得熱即行故乘熱洗之用者無不神效

又方治雀目不計時月

用蒼术二兩擣羅爲散每服一錢不計時候以好羊子肝一箇用竹刀子批破糝藥在内麻繩纏定以粟米泔一大盞煮熟爲度患人先薰眼

藥氣絕卽喫之簡要濟衆治小兒雀目

梅師方治目暗黄昏不見物者

以青羊肝切淡醋食之煮亦佳

又方治眼睛無故突一二寸者

以新汲水灌漬眼中數易水睛自入

崔元亮海上方著此三名一名西國草一名畢楞

伽一名覆盆子治眼暗不見物冷淚浸淫不止

及青盲天行目暗等取西國草日暴乾擣令極

爛薄綿裹之以飲男乳汁中浸如人行八九里久用點目中即仰卧不過三四日視物如少年

禁酒油麵

千金方點小兒黑花眼翳澀痛

用貝齒一兩燒作灰研如麵入少龍腦點之妙

又方常服明目洞視

胡麻一石蒸之三十遍末酒服每日一升

又方古方明目黑髮槐子於牛膽中漬陰乾百日

食後吞一枚十月身輕三十日白髮黑百日內

通神

孫真人食忌主眼有翳

取芒硝一大兩置銅器中急火上煉之放冷後

以生絹細羅點眼角中每夜欲卧時一度點妙

經驗方退翳明目白龍散

馬牙硝光淨者用厚紙裹令按實安在懷內著

肉處養一百二十日取出研如粉入少龍腦同

研細不計年歲深遠眼內生翳膜漸漸昏暗遠視不明但瞳人不破散並醫得每點用藥末兩米許點目中

又方治內外障眼

蒼术四兩米泔浸七日逐日換水後刮去黑皮細切入青鹽一兩同炒黃色爲度去鹽不用木賊二兩以童子小便浸一宿水淘焙乾同搗爲末每日不計時候但飲食蔬菜內調下一錢七

服甚驗

經驗後方治虛勞眼暗

採三月蔓菁花陰乾爲末以井花水每空心調

下二錢七久服長生可讀夜書

外臺秘要主目翳及努肉

用礬石最白者內一黍米大於翳上及努肉上

即冷淚出綿拭之令惡汁盡其疾日日減翳自

消薄便差礬石須眞白好者方可使用

又補肝散治三十年失明

蒺藜子七月七日收陰乾搗散食後水服方寸

七

又療盲

猪膽一枚微火上煎之可丸如黍米大內眼中

食頃良

又方治翳如重者

取猪膽白皮曝乾合作小繩子如麄釵股大小

燒作灰待冷便以灰點翳上不過三五度卽差

又方輕身益氣明目

蕪菁子一升水九升煑令汁盡日乾如此三度

擣末水服方寸七日三

斗門方治火眼

用艾燒令煙起以椀蓋之候煙上椀成煤取下

用温水調化洗火眼卽差更入黃連甚妙

廣利方治眼築損努肉出

生杏仁七枚去皮細嚼吐於掌中及熱以綿裹箸頭將點努肉上不過四五度差

藥性論云

空心用鹽揩齒少時吐手中洗眼夜見小字良

顧含養嫂失明

含嘗藥視膳不冠不食嫂目疾須用蚺蛇膽含計盡求不得有一童子以一合授含含開乃蚺蛇膽也童子出門化爲青鳥而去嫂目遂差

治卒耳聾諸病方第四十七

葛氏耳卒聾

取鼠膽內耳內不過三愈有人云側臥瀝一膽盡須臾膽汁從下邊出初出益聾半日頃乃差

治三十年老聾

又方巴豆十四枚擣鵝脂半兩火鎔內巴豆和取如小豆綿裹內耳中差日一易姚云差三十年聾

若卒得風覺耳中怳怳者

急取鹽七升甑蒸使熱以耳枕鹽上冷復易亦

療耳卒疼痛蒸熨

又方栝蔞根削令可入耳以臘月猪脂煎三沸出

塞耳每日作三七日卽愈

姚氏耳痛有汁出方

熬杏仁令赤黒擣如膏以綿裹塞耳日三易三

日卽愈

聤耳耳中痛膿血出方

月下灰吹滿耳令深入無苦卽自出

耳聾菖蒲根丸

菖蒲根一寸巴豆一粒去皮心二物合擣篩分作七丸綿裹臥卽塞夜易之十日立愈黃汁立差

耳中膿血出方

細附子末以葱涕和灌耳中艮畢葱涕亦作側

耳令入耳

耳中常鳴方

生地黄切以塞耳日十數易

小品療聤耳出膿汁散方

礬石二兩燒黄連一兩烏賊魚骨一兩三物爲散卽如棗核大綿裹塞耳日再易

更加龍骨

耳聾巴豆丸

巴豆一枚去心皮　班猫一枚去翅足　二物合搗篩綿裹塞耳中再易甚驗云此來所用則良

又方　礠石　菖蒲　通草　薰陸香　杏仁　萆麻　松脂搗篩爲末分等蠟及鵝脂和硬和爲丸稍長用釵子穿心爲孔先去耳塞然後内於藥日再初著痒及作聲月餘總差殿中侯監効

耳卒痛

蒸鹽熨之

痛不可忍求死者

菖蒲附子各一分末和烏麻油煉點耳中則立

止

聤耳膿血出

車轄脂塞耳中膿血出盡愈

附方

療耳卒腫出膿水方

礬石燒末以筆管吹耳内日三四度或以綿裹

塞耳中立差

經驗方治底耳方

用桑螵蛸一箇慢火炙及八分熟存性細研入麝香一字爲末糝在耳內每用半字如神効如有膿先用綿包子撚去次後糝藥末入耳內

又方治耳卒聾

巴豆一粒蠟裹針刺令通透用塞耳中

梅師方治耳久聾

松脂三兩煉巴豆一兩相和熟搗可丸通過以
薄綿裹內耳孔中塞之日一度易

聖惠方治腎氣虛損耳聾
用鹿腎一對去脂膜切於豉汁中入粳米二合
和煮粥入五味之法調和空腹食之作羹及酒
並得

杜王方治耳聾因腎虛所致十年內一服愈蠍至
小者四十九枚生薑如蠍大四十九片二物銅

器內炒至生薑乾爲度爲末都作一服初夜溫

酒下至二更盡盡量飲酒至醉不妨次日耳中

如笙簧卽効

勝金方治耳聾立効

以乾地龍入鹽貯在葱尾內爲水點之

千金方治耳聾

以雄黃硫黃等分爲末綿裹塞耳中

又方酒三升漬牡荆子一升碎之浸七日去滓任

陸服盡三十年聾差

又方以醇酢微火煎附子削令尖塞耳効

外臺秘要治聾

芥子搗碎以人乳調和綿裹塞耳差

楊氏產乳方療耳鳴無晝夜

烏頭燒作灰菖蒲等分爲末綿裹塞耳中日再用効

治耳爲百蟲雜物所入方第四十八

葛氏百蟲入耳

以好酒灌之起行自出

又方閉氣令人以蘆吹一耳

又方以桃葉塞兩耳立出

蜈蚣入耳

以樹葉裹鹽灰令熱以掩耳冷復易立出

蚰蜒入耳

熬胡麻以葛囊貯枕之蟲聞香則自出

蟻入耳

炙猪脂香物安耳孔邊卽自出

神効方蚰蜒入耳

以牛酪灌滿耳蚰蜒卽出出當半銷若入腹中

空腹食好酪一二升卽化爲黄水而出不盡更

作服手用神驗無比此方是近得

又方小鷄一隻去毛足以油煎令黄筯穿作孔枕

之

又方取蚯蚓內葱葉中並化爲水滴入耳中蚰蜒

亦化爲水矣

附方

勝金方主百蟲入耳不出

以鷄冠血滴入耳內卽出

又千金方擣韭汁灌耳中差

又方治耳中有物不可出

以麻繩剪令頭散傅好膠著耳中物上粘之令

相著徐徐引之令出

又梅師方取車釭脂塗耳孔中自出

續十全方治蟲入耳

秦椒末一錢醋半盞浸良久少少灌耳蟲自出

外臺秘要治蟻入耳

燒鯪鯉甲末以水調灌之即出

劉禹錫傳信方治蚰蜒入耳

以麻油作煎餅枕臥須臾蚰蜒自出而差李元

涪尚書在河陽日蚰蜒入耳無計可爲半月後腦中洪洪有聲腦悶不可徹至以頭自擊門柱奏疾狀危極因發御藥以療之無差者爲受苦不念生存忽有人獻此方乃愈

兵部手集治蚰蜒入耳

小蒜汁理一切蟲入耳皆同

錢相公篋中方治百節蚰蜒并蟻入耳

以苦醋注之起行卽出

聖惠方治飛蛾入耳

醬汁灌入耳即出又擊銅器於耳傍

經驗方治水入耳

以薄荷汁點立効

治卒食噎不下方第四十九

葛氏方取少蜜含之即立下

又方取老牛涎沫如棗核大置水中飲之終身不

復患噎也

附方

外臺秘要治噎

羚羊角屑一物多少自在末之飲服方寸匕亦

可以角摩噎上良

食醫心鏡治卒食噎

以陳皮一兩湯浸去穰焙爲末以水一大盞煎

取半盞熱服

聖惠方治膈氣咽喉噎塞飲食不下

用碓觜上細糠蜜丸彈子大非時含一丸嚥津

廣五行記云永徽中絳州僧病噎不下食告弟子吾死之後便可開吾胷喉視有何物言終而卒弟子依言而開視胷中得一物形似魚而有兩頭遍體是肉鱗弟子置器中跳躍不止戲以諸味皆隨化盡時夏中藍多作澱有一僧以澱置器中此蟲遂遶器中走須臾化爲水

治卒諸雜物鯁不下方第五十

食諸魚骨鯁

以魚骨於頭上立即愈下云聲欬即出

又方小嚼薤白令柔以繩擊中持繩端吞薤到鯁處引之鯁當隨出

療骨鯁

仍取所餘者骨左右手反覆擲背後立出

雜物鯁方

解衣帶目窺下部不下即出

又方好蜜以匕抄稍稍咽之令下

魚骨鯁在喉中衆法不能去者方

取飴糖丸如雞子黄大吞之不去又吞以漸大

作丸用得効

附方

斗門方治骨鯁

用鹿角爲末含津嚥下妙

外臺秘要療鯁

取虎骨爲末水服方寸七

又方蝼蛄腦一物吞亦治刺不出傅之刺即出

又方口稱鸕鷀則下

又古今錄驗療魚鯁骨橫喉中六七日不出取鯉

魚鱗皮合燒作屑以水服之則出未出更服

勝金方治小兒大人一切骨鯁或竹木簽刺喉中

不下方

於臘月中取鱖魚膽懸北簷下令乾每魚鯁即

取一皂子許以酒煎化温温呷若得逆便吐骨
即隨頑涎出若未吐更喫温酒但以吐爲妙酒
即隨性量力也若未出更煎一埦子無不出者
此藥但是鯁物在藏腑中日久痛黄瘦甚者服
之皆出若卒求鱖魚不得蠡魚鯇魚鯽魚俱可
臘月收之甚佳

孟詵云人患卒瘂
取杏仁三分去皮尖熬别杵桂一分和如泥取

李核用綿裹含細細嚥之日五夜三

治卒誤吞諸物及患方第五十一

葛氏誤吞釵方

取薤曝令萎煮使熟勿切食一大束釵即隨出

生麥菜若節縷皆可用

誤吞釬及箭金針錢鐵等物方

多食肥手脂諸般肥肉等自裹之必得出

吞諸珠璫鐵而鯁方

燒弩銅令赤內水中飲其汁立愈

誤吞錢

燒火炭末服方寸匕卽出小品同

又方服蜜三升卽出

姚氏食中吞髮繞喉不出方

取梳頭髮燒作灰服一錢匕

吞鐶若指彄

燒鵝羽數枚末飲之

呑錢

臘月米餳頓服半升

又方濃煎艾汁服効

附方

聖惠方治誤呑銀鐶子釵子

以水銀半兩服之再服即出

又方治小兒誤呑針

用磁石如棗核大磨令光鑽作竅絲穿令含針

自出

又方治小兒誤吞銅鐵物在咽喉內不下用南燭根燒細研熟水調一錢下之

錢相公篋中方療誤吞錢以礠石棗許大一塊含之立出

又方取艾蒿一把細剉用水五升煎取一升頓服便下

又外臺秘要

取飴糖一斤漸漸盡食之鐶及釵便出

又楊氏產乳

葈耳頭一把以水一升浸水中十餘度飲水愈

孫用和方治誤吞金銀或錢在腹内不下方

石灰一杏核大硫黄一皂子大同研爲末酒調

下不計時候

姚氏方治食中誤吞髮繞喉不出

取巳頭亂髮燒作灰服一錢匕水調

陳藏器云

故鋸無毒主誤吞竹木入喉咽出入不得者燒

令赤漬酒中及熱飲並得

治面皰髮禿身臭心惛鄙醜方第五十二

葛氏療年少氣充面生皰瘡

胡粉水銀臘月豬脂和熟研令水銀消散向暝

以粉面曉拭去勿水洗至暝又塗之三度即差

姚方同

又方塗麋脂即差

又方三歲苦酒漬雞子三宿軟取白以塗上

隱居効方皰瘡方

黄連牡蠣各二兩二物擣篩和水作泥封瘡上

濃汁粉之神驗

冬葵散

冬葵子栢子仁茯苓瓜辧各一兩四物爲散食

後服方寸匕日三酒下之

療面及鼻酒皶方

眞珠胡粉水銀分等豬脂和塗又鸕鷀矢和臘月豬脂塗亦大驗神効

面多皯䵴或似雀卵色者

苦酒煮朮常以拭面稍稍自去

又方新生雞子一枚穿去其黃以朱末一兩內中漆固别方云蠟塞以雞伏著倒出取塗面立去面白又别方出西王母枕中陳朝張貴妃常用

膏方雞子一枚丹砂二兩末之仍云安白雞腹

下伏之餘同雞子令面皮急而光滑丹砂發紅

色不過五度傅面而白如玉光潤照人大佳

卒病餘面如米粉傅者

敖礬石酒和塗之姚云不過三度

又方白歛二分杏人半分雞矢白一分擣下以蜜

和之雜水以拭面良

療人頭面患癧瘍方

雄黄硫黄礬石末豬脂和塗之

又方取生樹木孔中蚛汁拭之末桂和傅上日再

三

又方虵蛻皮熟以磨之數百度令熱乃棄草中勿

顧

療人面體黎黑膚色麁陋皮厚狀醜

細擣羖羊脛骨雞子白和傅面乾以白粱米泔

汁洗之三日如素神効

又方蕪菁子二兩杏仁一兩並擣破栝蔞去子囊豬胰五具淯酒和夜傅之寒月以爲手面膏别方云老者少黒者白亦可加土苽根一兩大棗七枚自漸白悅姚方豬胰五具神驗

隱居効驗方面黑令白去黯方

烏賊魚骨細辛栝蔞乾薑椒各二兩五物切以苦酒漬三日以成鍊牛髓二斤煎之苦酒氣盡藥成以粉面醜人特異鮮好神妙方

又令面白如玉色方

羊脂狗脂各一升白芷半升甘草一尺半夏半兩烏喙十四枚合煎以白器盛塗面二十日卽變兄弟不相識何況餘人乎

傳效方療化面方

真珠屑光明砂並別細研冬葵中人各二兩亦研水銀四兩以四五重帛練袋子貯之銅鐺中醋漿微火煮之一宿一日堪用取水銀和面脂

熟研使消乃合珠屑砂并菰子末更合調然後傅面

又療人面無光潤黑䵟及皺常傅面脂方

細辛萎蕤黃耆薯蕷白附子辛夷芎藭白芷各一兩栝蔞木蘭皮各一分成鍊豬脂二升十一物切之以綿裹用少酒漬之一宿內豬脂煎之七上七下別出一片白芷內煎候白芷黃色成去滓絞用汁以傅面千金不傳此膏亦療金瘡

并吐血

療人䵟令人面皮薄如蕣華方

鹿角尖取實白處於平石上以磨之稍濃取一大合乾薑一大兩搗密絹篩和鹿角汁攪使調勻每夜先以煖漿水洗面軟帛拭之以白蜜塗面以手拍使蜜盡手指不粘爲盡然後塗藥平旦還以暖漿水洗二三七日顏色驚人塗藥不見風日慎之

又面上暴生䵟方

生杏仁去皮擣以雞子白和如煎餅麪入夜洗面乾塗之旦以水洗之立愈姚方云經宿拭去

面上䵳䶍子化面並瘀仍得光潤皮急方

土菰根擣篩以漿水和令調匀入夜漿水以洗面塗藥旦復洗之百日光華射人夫妻不相識

葛氏服藥取白方

取三樹桃花陰乾末之食前服方寸匕日三姚

云并細腰身

又方白茋子中仁五分白楊皮二分桃花四分擣末食後服方寸匕日三欲白加茋子欲赤加桃花三十日面白五十日手足俱白又一方有橘皮三分無楊皮

又方女菀三分鉛丹一分末以醋漿服一刀圭日三服十日大便黑十八十九日如漆二十一日全白便止過此太白其年過三十難復療服藥

忌五辛

又方朱丹五兩桃花三兩末井朝水服方寸匕日三服十日知二十日太白小便當出黑汁

又方白松脂十分乾地黄九分乾漆五分熬附子一分炮桂心二分擣下篩蜜丸服十丸日三諸蟲悉出便肥白

又方乾薑桂甘草分等末之且以生雞子一枚內一升酒中攪温以服方寸七十日知一月白光

潤

又方去黑

羊膽豬胰細辛等分煎三沸塗面臥旦醋漿洗

之

又方茯苓白石脂分等蜜和塗之日三度

服一種藥一月即得肥白方

大豆黃炒春如作醬滓取純黃一大升擣篩煉

豬脂和令熟丸酒服二十丸日再漸加至三四

十九服盡五升不出一月卽大能食肥白試用

之

療人鬚鬢禿落不生長方

麻子人三升秦椒二合置泔汁中一宿去滓日

一沐一月長二尺也

又方蔓荆子三分附子二枚碎酒七升合和器中

封二七日澤沐十日長一尺勿近面上恐有毛

生

又方桑白皮剉二三升以水淹煮五六沸去滓以

洗鬢髮數數爲之即自不落

又方麻子人三升白桐葉一把米泔煮五六沸去

滓以洗之數之則長

又方東行桑根長三尺中央當甑飯上蒸之承取

兩頭汁以塗鬢髮則立愈

療鬢髮黃方

燒梧桐灰乳汁和以塗膚及鬢髮佳

染髮鬚白令黑方

醋漿煮豆漆之黑如漆色

又方先洗鬚髮令淨取石灰胡粉分等漿和溫夕臥塗訖用油衣包裹明日洗去便黑大佳

又拔白毛令黑毛生方

拔去白毛以好白蜜䋎孔中卽生黑毛眉中無毛亦針挑傷傅蜜亦毛生比見諸人水取石子研丁香汁拔訖急手傅孔中亦卽生黑毛此法

大神驗

若頭風白屑撿風條中方脂澤等方在此篇末

姚方療䵟

白蜜和茯苓塗上滿七日卽愈

又療面胡粉刺方

搗生菟絲絞取汁塗之不過三五上

又黑面

牯羊膽牛膽淳酒三升合煑三沸以塗面良

面上惡瘡方

黄連黄蘗胡粉各五兩下節以粉面上瘡瘡方

並出本條中患宜檢用之

葛氏療身體及腋下狐臭方

正旦以小便洗腋下卽不臭姚云大神驗

又方燒好礬石作末絹囊貯常以粉腋下又用馬

齒礬石燒令汁盡粉之卽差

又方青水香二兩附子一兩石灰一兩細末著粉

腋中汁出卽粉之姚方有礬石半兩燒

又方炊飯及熱丸以拭腋下臭仍與犬食之七日

一如此卽差

又方煮兩雞子熟去殼皮各內腋下冷棄三路日

勿反顧三爲之良

姚方取牛脂胡粉合椒以塗腋下一宿卽愈可三

兩度作之則永差

又兩腋下及手足掌陰下股裏常汗濕致臭方

乾枸杞根乾畜根甘草半兩乾章陸胡粉滑石各一兩六物以苦酒和塗腋下當汁出易衣更塗不過三傳便愈或更發復塗之不可多傳傷人腋餘處亦塗之

若股內陰下常濕且臭或作瘡者方

但以胡粉一分粉之即差常用驗方

隱居効方療胡臭

雞舌藿香青木香胡粉各二兩爲散內腋下綿

裛之常作差

令人香方

白芷薰草杜若杜蘅藁本分等蜜丸爲丸但旦服三丸暮服四丸二十日足下悉香云大神驗

又方瓜子芎藭藁本當歸杜蘅細辛各二分白芷桂各五分擣下食後服方寸七日三服五日口香一十日肉中皆香神良

小品又方

甘草松樹根及皮大棗甜瓜子四物分等末服方寸七日三二十日覺効五十日身體並香百日衣服牀幃皆香姚同

療人心孔惽塞多忘喜誤

七月七日取蜘蛛網着領中勿令人知則永不忘也姚方同

又方丁酉日密自至市買遠志著巾角中還末服之勿令人知姚同

又方丙午日取鼈甲著衣帶上良

又方取牛馬豬雞心乾之末向日酒服方寸匕日三問一知十

孔子大聖智枕中方已出在第九卷姚同

又方茯苓茯神人參五分遠志七分菖蒲二分末服方寸匕日三夜一服

又方章陸花陰乾一百日擣末暮水服方寸匕暮臥思念所欲知事即於眠中醒悟

又方上黨人參半斤七月七日麻勃一升合擣蒸
使氣盡遍服一刀圭暮臥逆知未然之事

療人嗜眠喜睡方

馬頭骨燒作灰末服方寸匕日三夜一

又方父鼠目一枚燒作屑魚膏和注目外眥則不
肯眠兼取兩目絳囊裹帶

又方麻黃朮各五分甘草三分日中南擣末服一
方寸匕日三姚方人不忘

菖蒲三分茯苓五分茯神人參各五分遠志七分末服方寸匕日三夜一五日則知神良重出

傅用方頭不光澤臘澤飾髮方

青木香白芷零陵香甘松香澤蘭各一分用綿裹酒漬再宿內油裹煎再宿加臘澤斟量硬軟即火急煎著少許胡粉胭脂訖又緩火煎令粘極去滓作梃以飾髮神良

作香澤塗髮方

依臘澤藥內漬油裹煎即用塗髮亦綿裹煎之

作手指法

猪胰一具白芷桃人碎各一兩辛夷各二分冬

苽人二分細辛半分黄苽栝蔞人各三分以油

一大升煮白芷等二三沸去滓挼猪胰取盡乃

內冬苽桃人末合和之膏成以塗手掌即光

蓽豆香藻法

蓽豆一升白附芎藭白芍藥水栝蔞商陸桃人

冬瓜人各二兩擣篩和合先用水洗手面然後

傅藥粉飾之也

六味薰衣香方

沉香一片麝香一兩蘇合香蜜塗微火炙少令

變色白膠香一兩擣沉香令破如大豆粒丁香

一兩亦别擣令作三兩段擣餘香訖蜜和爲炷

燒之若薰衣著半兩許又藿香一兩佳

葛氏既有膏傅面染髮等方故䟽脂澤等法亦粉

飾之所要云

髮生方

蔓荆子三分附子二枚生用並碎之二物以酒七升和內甆器中封閉經二七日藥成先以灰汁淨洗鬚髮痛拭乾取烏雞脂揩一日三遍凡經七日然後以藥塗日三四遍四十日長一尺餘處則勿塗

附方

肘後方姚氏療皯

茯苓末白蜜和塗上滿七日即愈

又方療面多皯黯如雀卵色

以羖羊膽一枚酒二升合煮三沸以塗拭之日

三度差

千金方治血皯面皺

取蔓菁子爛研入常用面脂中良

崔元亮海上方滅瘢膏

以黄礬石燒令汁出胡粉炒令黄各八分惟須細研以臘月豬脂和更研如埿先取生布揩令痛則用藥塗五度又取鷹屎白鸕鶿中草燒作灰等分和人乳塗之其瘢自滅肉平如故

又方治面皯黑子

取李核中人去皮細研以雞子白和如稀餳塗至晚每以淡漿洗之後塗胡粉不過五六日有神憒風

孫眞人食忌去黶子

取石灰炭上熬令熱揷糯米於灰上候米化即

取米點之

外臺秘要救急去黑子方

夜以暖漿水洗面以布揩黑子令赤痛水研白

檀香取濃汁以塗之旦又復以漿水洗面仍以

鷹糞粉黑子

又令面生光方

以蜜陀僧用乳煎塗面佳兼治痦鼻皰

聖惠方治鼾黯斑點方

用密陀僧二兩細研以人乳汁調塗面每夜用之

又方治黑痣生於身面上

用藜蘆灰五兩水一大椀淋灰汁於銅器中貯以重湯煑令如黑膏以針微撥破痣處點之良

不過三徧神驗

又方生眉毛

用七月烏麻花陰乾爲末生烏麻油浸每夜傅之

千金翼老人令面光澤方

大豬蹄一具洗淨理如食法煑漿如膠夜以塗面曉以漿水洗面皮澤矣

譚氏小兒方療豆瘡瘢面黶

以蜜陀僧細研水調夜塗之明旦洗去平復矣

有治癧瘍三方具風條中

千金方治諸腋臭

伏龍肝澆作泥傅之立差

外臺秘要治狐臭若股內陰下恒濕臭或作瘡

青木香好醋浸致腋下夾之卽愈

又生狐臭

以三年釅醋和石灰傅之

經驗方善治狐臭

用生薑塗腋下絶根本

又方烏髭鬢駐顔色壯筋骨明耳目除風氣潤肌膚久服令人輕健

蒼朮不計多少用米泔水浸三兩日逐日換水候滿日即出刮去黑皮切作片子暴乾用慢火炒令黄色細擣末每一斤末用蒸過茯苓半斤煉蜜爲丸如梧桐子大空心臥時温熟水下十五丸别用朮末六兩甘草末一兩拌和匀作湯

點之下术丸妙忌桃李雀蛤及三白

千金方治髮落不生令長

麻子一升熬黑壓油以傅頭長髮妙

又治髮不生

以羊屎灰淋取汁洗之三日一洗不過十度即

生

又治眉髮髭落

石灰三升以水拌匀熠火炒令焦以絹袋貯使

好酒一斗漬之密封冬十四日春秋七日取服一合常令酒氣相接嚴云百日即新髭髮生不落

孫眞人食忌生髮方

取側栢葉陰乾作末和油塗之

又方令髮鬢烏黑

醋煮大豆黑者

又方治頭禿

蕪菁子末酢和傅之日三

梅師方年少髮白拔去白髮

以白蜜塗毛孔中卽生黑者髮不生取梧桐子

擣汁塗上必生黑者

千金翼療髮黃

熊脂塗髮梳之散頭入床底伏地一食頃卽出

便盡黑不過一升脂驗

楊氏產乳療白秃瘡及髮中生癬

取熊白傅之

又療秃瘡

取虎膏塗之

聖惠方治白秃

以白鴿糞搗細羅爲散先以醋米泔洗了傅之

立差

又治頭赤秃

用白馬蹄燒灰末以臘月豬脂和傅之

簡要濟衆治頭瘡

大笋殼葉燒爲灰量瘡大小用灰調生油傅入

少膩粉佳

葛仙翁肘後備急方卷之六

第七冊

卷七

備急方 卷七

二

葛仙翁肘後備急方卷之七

瘦樵程永培校

治爲熊虎爪牙所傷毒痛方第五十三

葛氏方燒青布以熏瘡口毒卽出仍煑葛根令濃以洗瘡擣乾葛根末以煑葛根汁服方寸匕日五夜一則佳

又方嚼粟塗之姚同

又煑生鐵令有味以洗瘡上姚同

凡猛獸毒蟲皆受人禁氣將入山草宜先禁之其

經術云

到山下先閉氣三十五息存神仙將虎來到吾

前乃存吾肺中有白帝出把虎兩目塞吾下部

又乃吐肺氣白通冠一山林之上於是良久又

閉氣三十五息兩手撚都監目作三步步皆以

右足在前乃止祝曰李耳李耳圖汝非李耳耶

汝盜黄帝之犬黄帝教我問汝汝荅之云何畢

便行一山之虎必不可得見若逢之者目向立大
張左手五指側之極勢跳手上下三度於跳中
大喚咄虎北斗君汝去虎即走止宿亦先四向
如此又燒牛羊角虎亦不敢近人又搗雄黃紫
石縫囊貯而帶之

附方

梅師方治虎傷人瘡
但飲酒常令大醉當吐毛出

治卒有猘犬凡所咬毒方第五十四

療猘犬咬人方

先嗍却惡血灸瘡中十壯明日以去日灸一壯滿百乃止姚云忌酒

又云地榆根末服方寸七日一二亦末傅瘡上生根搗傅佳

又方到虎牙若虎骨服一七已發如猘犬者服此藥即差姚同

又方仍殺所咬犬取腦傅之後不復發

又方擣薤汁傅之又飲一升日三瘡乃差

又方末礬石內瘡中裹之止瘡不壞速愈神妙

又方頭髮蝟皮燒末水和飲一杯若或已目赤口

噤者折齒下之姚云二物等分

又方擣地黄汁飲之并以塗瘡過百度止

又方末乾薑常服并以內瘡中

凡猘犬咬人七日一發過三七日不發則脫也要

過百日乃爲大免

每到七日輒當飲薤汁三二升又當終身禁食犬肉蠶蛹食此發則不可救矣瘡未差之間亦忌生物諸肥膩及冷但於飯下蒸魚及就膩氣中食便發不宜飲酒能過一年乃佳

若重發療方

生食蟾蜍鱠絕良驗姚同亦可燒炙食之不必令其人知初得嚙便爲之則後不發姚剝作鱠

吞蒜虀下

又方擣薑根汁飲之即差

又方服蔓菁汁亦佳

又凡犬咬人

取竈中熱灰以粉瘡傅之姚同

又方火炙蠟以灌瘡中姚同

又方以頭垢少少內瘡中以熱牛屎塗之佳姚同

又方挼蓼以傅瘡上

又方乾薑末服二七薑汁服半升亦良

又方但依猘犬法彌佳燒蟾蜍及末礬石傅之尤佳

得犬齧者難療凡犬食馬肉生狂方

及尋常忽鼻頭燥眼赤不食避人藏身皆欲發狂便宜枸杞汁煑糜飼之即不狂若不肯食糜以鹽伺鼻便忽塗其鼻既舐之則歆食矣神驗

附方

梅師方治狂狗咬人

取桃白皮一握水三升煎取一升服

食療治犬傷人

杵生杏人封之差

治卒毒及狐溺棘所毒方第五十五

馬嚼人作瘡有毒種熱疼痛方

刺鷄冠血瀝著瘡中三下若駁馬用雌鷄草馬用雄鷄姚同

又方灸瘡及腫上差

若瘡久不差者

馬鞭稍長二寸鼠矢二七枚燒末膏和傅之效

又方以婦人月經傅上最良姚云神效

人體上先有瘡而乘馬馬汗若馬毛入瘡中或但爲馬氣所蒸皆致腫痛煩熱入腹則殺人

燒馬鞭皮末以膏和傅上

又方多飲淳酒取醉即愈

又剢死馬馬骨傷人手毒攻欲死方

便取死馬腹中屎塗之即差姚同

又方以手內女人陰中即愈有胎者不可令胎墮

狐尿棘刺刺人腫痛欲死方

破雞搨之即差

又方以熱桑灰汁漬冷復易取愈

小品方以熱蠟著瘡中又烟熏之令汁出即便愈

此狐所尿之木猶如蛐蜺也此下有魚骨傷人

附方

圖經云治惡刺及狐尿刺

搗取蒲公草根莖白汁塗之惟多塗立差止此方出孫思邈千金方其序云余以正觀五年七月十五日夜以左手中指背觸著庭木至曉遂患痛不可忍經十日痛日深瘡日高大色如熟小豆色嘗聞長者之論有此方遂依治之手下則愈痛亦除瘡亦即差未十日而平復楊炎南

行方亦著其效云

效方治狐尿刺螫痛

杏人細研煑一兩沸承熱以浸螫處數數易之

外臺祕要治剝馬被骨刺破中毒欲死

取剝馬腹中糞及馬尿洗以糞傅之大驗絞糞

汁飲之效

聖惠方治馬咬人毒入心

馬齒莧湯食之差

靈苑方治馬汗入瘡腫痛漸甚宜急療之遲則毒深難理

以生烏頭末傅瘡口良久有黄水出立愈

王氏博濟治驢涎馬汗毒所傷神效

白礬飛過黄丹炒令紫色各等分相衮合調貼患處

治卒青蛙蝮虺衆蛇所螫方第五十六

葛氏竹中青蜂螫人方

雄黄麝香乾薑分等擣篩以麝菵和之著小竹

管帶之行急便用傅瘡兼衆蚍虺毒之神良

又方破烏雞熱傅之

蚍綠色喜緣樹及竹上大者不過四五尺皆呼

爲青條蚍人中立死

葛氏毒蚍螫人方

急掘作坑以埋瘡處堅築其上毒即入土中須

臾痛緩乃出

徐王治虵毒方

用搗地榆根絞取汁飲兼以漬瘡

又方搗小蒜飲汁以滓傅瘡上

又方猪耳垢著瘡中牛耳中垢亦可用之良

又方嚼鹽唾上訖灸三壯復嚼鹽唾之瘡上

又方搗蘿傅之

又方燒蜈蚣末以傅瘡上

又方先以無節竹筒著瘡上鎔蠟及蜜等分灌筒

中無蜜單蠟亦通
又方急且尿瘡中乃拔向日閉氣三步以刀掘地
作小坎以熱湯沃坎中塗作丸如梧子大服之
并以少泥泥之瘡上佳
又方桂心苦蔞分等爲末用小竹筒密塞之以帶
行卒爲蝮虵卽傅之此藥療諸虵毒塞不密則
氣歇不中用
一切虵毒

急灸瘡三五壯則衆毒不能行

蚰毒

搗鬼針草傅上即定

又方荊葉袋貯薄瘡腫上

又方以麝香塗腫上血出乃差

又方以合口椒并葉搗傅之無不止

又方切葉刀燒赤烙之

附方

梅師方治虵咬螫人

以獨頭蒜酸草搗絞傅所咬處

廣利方治虵咬方

取黑豆葉剉杵傅之日三易良

廣濟方治毒蛇嚙方

菰蔣草根灰取以封之其草似鷰尾也

兵部手集主蛇蠍蜘蛛毒

雞卵輕敲一小孔合咬處立差

劉禹錫傳信方治蚰蜒蠼螋

燒刀子頭令赤以白礬置刀上看成汁便熱滴咬處立差此極神驗得力者數十人貞元三十二年有兩僧流向南到鄧州俱爲蚰嚙令用此法救之傳藥了便發更無他苦

治蚰蜒敗蚰骨刺人入口繞身諸方第五十七

葛氏凡蚰瘡未愈禁熱食食便發療之依初螫人

法

䗪螫人九竅皆血出方

取虻蟲初食牛馬血腹滿者二七枚燒服之

此上蚍瘡敗及洪腫法方蚍螫人牙折入肉中痛

不可堪方

取蝦蟇肝以傅上立出

又方先密取荇葉當其上穿勿令人見以再覆瘡

口上一時著葉當上穿穿即折牙出也

蚍骨刺人毒痛方

以鐵精如大豆者以管吹瘡內姚同

又方燒死鼠擣傅之瘡上

蚍螫人瘡已合而餘毒在肉中淫淫痛痒方

取大小蒜各一升合擣熱湯淋取汁灌瘡中姚同

蚍卒繞人不解方

以熱湯淋即解亦可令就尿之

蚰入人口中不出方

艾灸蚰尾即出若無火以刀周匝割蚰尾截令皮斷乃將皮倒脫即出小品同之

七八月中諸蚰毒旺不得洩皆齧草木即枯死名爲蚰蜓此物傷人甚於蛇螫即依蛇之螫法療之

附方

廣利方治蚰咬瘡

煖酒淋洗瘡上日三易

聖惠方治蛇入口幷入七孔中

割母猪尾頭瀝血滴口中卽出

治卒入山草禁辟衆虵藥術方第五十八

辟衆虵方

同前姚氏仙人入山草法

辟虵之藥雖多唯以武都雄黄爲上帶一塊石稱五兩於肘間則諸虵毒莫敢犯

他人中者便磨以療之又帶五茹黄丸良有
蜈蚣故方在於備急中此下有禁法云不受而
行則無驗

中虵毒勿渡水渡水則痛甚於初螫
亦當先存想作大蜈蚣前已隨後渡若乘船渡
不作法殺人

入山並不得呼作虵皆喚爲虵中之者彌宜勿誤

辟虵法

到處燒羖羊角令有煙出地則去矣

附方

廣利方治諸虵毒螫人欲死兼辟虵

乾薑雄黃等分同研用小絹袋貯繫臂上男左女右虵聞藥氣逆避人螫毒傅之

治卒蜈蚣蜘蛛所螫方第五十九

葛氏方割鷄冠血塗之

又方以鹽缄瘡上卽愈云蜈蚣去遠者卽不復得

又方鹽熱漬之

又方嚼大蒜若小蒜或桑樹白汁塗之亦以麻履底土揩之良

蜈蚣甚齧人其毒殊輕於蜂當時小痛而易歇蜘蛛毒亦療

生鐵衣醋研取濃汁塗之又烏麻油和胡粉傅上乾復易取差取羊桃葉傅之立愈

附方蚯蚓螻蛄蠶咬蠼螋尿及惡蟲咬人附

梅師方治蜈蚣咬人痛不止

獨頭蒜摩螫處痛止

又經驗後方燒鷄屎酒和傅之佳又取鷄屎和醋傅之

聖惠方治蜈蚣咬方

用蝸牛擦取汁滴入咬處

兵部手集治蜘蛛咬遍身成瘡

取上好春酒飲醉使人翻不得一向臥恐酒毒

腐人須臾蟲於肉中小如米自出

又譚氏小兒方以葱一枝去尖頭作孔將蚯蚓入葱葉中緊捏兩頭勿泄氣頻搖動卽化爲水點咬處差

劉禹錫傳信方治蟲豸傷咬

取大藍汁一椀入雄黃麝香二物隨意看多少細研投藍中以點咬處若是毒者卽并細服其汁神異之極也昔張員外在劍南爲張延賞判

官忽被斑蜘蛛咬項上一宿咬有二道赤色細如箸繞項上從胷前下至心經兩宿頭面腫疼如數升盆大肚漸腫幾至不救張相素重薦因出家資五百千并薦家財又數百千募能療者忽一人應召云可治張相初甚不信欲驗其方遂令目前合藥其人云不惜方當療人性命耳遂取大藍汁一甆盆取蜘蛛投之藍汁良久方出得汁中甚困不能動又別擣藍汁加麝香末

更取蜘蛛投之至汁而死又更取藍汁麝香復
加雄黃和之更取一蜘蛛投汁中隨化為水張
相及諸人甚異之遂令點於咬處兩日內悉平
愈但咬處作小瘡痂落如舊

經驗方治蜘蛛咬遍身生絲
羊乳一升飲之貞元十年崔員外從質云目擊
有人被蜘蛛咬腹大如孕婦其家弃之乞食於
道有僧遇之教飲羊乳未幾日而平

又方治蚰蚓咬

濃作鹽湯浸身數徧差浙西軍將張韶爲此蟲所咬其形大如風眉鬚皆落每夕蚰蚓鳴於體有僧教以此方愈

又方治蚰蚓蟲咬其形如大風眉鬚皆落

以石灰水浸身亦良

聖惠方主蛐蟮咬人方

以鷄屎傅之

又方治蠼螋蛄咬人

用石灰醋和塗之

廣利方治蠷螋咬人

麝香細研蜜調塗之差

千金方治蠼螋尿瘡

楝樹枝皮燒灰和豬膏傅之

又方杵豉傅之

又方以酢和粉傅之

又方治蠷螋蟲尿人影

著處便令人體病瘡其狀如粟粒累累一聚慘

痛身中忽有處燥痛如芒刺亦如刺蟲所螫後

細瘡瘺作叢如茱萸子狀也四畔赤中央有白

膿如黍粟亦令人皮急舉身惡寒壯熱極者連

起竟腰脇胷也治之法初得磨犀角塗之止

博物志治蠷螋蟲溺人影亦隨所著作瘡

以雞腸草汁傅之良

外臺秘要治蠼螋尿瘡繞身匝即死

以鷰巢中土猪脂苦酒和傅之

又方治蠼螋尿瘡

燒鹿角末以苦酒調塗之

錢相公方療蠼螋尿瘡黄水出

嚼梨葉傅之乾即易

勝金方治蠼螋尿人成瘡初如糝粟漸大如豆更

大如火烙漿疱疼痛至甚宜速用草茶并臘茶

俱可以生油調傅上其痛藥至立止妙

聖惠方治惡蟲咬人

用紫草油塗之

又方以酥和鹽傅之

治卒蠆螫方第六十

以玉壺丸及五蛄丸塗其上並得

其方在備急丸散方中

又方取屋霤下土水和傅之

治卒蜂所螫方第六十一

蜂螫人

取人尿洗之

又方穀樹桑樹白汁塗之並佳

又方刮齒垢塗之又破蜘蛛又煑蜂房塗之燒牛角灰苦酒和塗之又斷葫揩之又嚼青蒿傅之

附方

千金方治蜂螫人

用露蜂房末猪膏和傅之楊氏產乳蜂房煎湯洗亦得

又外臺秘要挼薄荷貼之差

又聖惠方以酥傅之愈

沈存中筆談云處士劉湯隱居王屋山嘗於齋中見一大蜂窴爲蛛網絲縛之爲蜂所螫墜地俄頃蛛鼓腹欲裂徐徐行入草齧芋梗微破以瘡就齧處磨之良久腹漸消輕躁如故自後人有

爲蜂螫者挼芋梗傅之則愈

治卒蝎所螫方第六十二

蝎螫人

溫湯漬之

又方挼馬莧大蒜又嚼乾薑塗之佳姚方以冷水漬螫處卽不痛水微煖便痛卽易水又以冷漬

故布搨之數易

新效方蜀葵花石榴花艾心分等並五月五日午

時取陰乾合搗和水塗之螫處立定二花未定

又鬼針草挼汁傅之立差又黄丹醋塗之又生

烏頭末唾傅之嚼乾薑塗之又嚼茵封之溫酒

漬之即愈

附方

孫真人食忌主蠍螫

以礬石一兩醋半升煎之投礬末於醋中浸螫

處

又勝金方烏頭末少許頭醋調傅之

又鏤相公篋中方取半夏以水研塗之立止

又食醫心鏡以醋磨附子傅之

又經驗方以驢耳垢傅之差崔給事傳

廣利方治蠍螫人痛不止方

楮樹白汁塗之立差

治中蠱毒方第六十三

葛氏方療蠱毒下血方

鼓羊皮方三寸得敗鼓亦好蘘荷葉苦參黃連當歸各二兩水七升煮二升分三服一方加犀角升麻各三兩無蘘荷葉用茜根四兩代之佳

人有養畜蠱以病人其診法

中蠱令人心腹切痛如有物嚙或吐下血不即療之食人五藏則死矣欲知蠱與非蠱當令病人唾水中沉者是浮者非小品姚並同

欲知蠱毒主姓名方

取皷皮少少燒末飲病人病人須臾自當呼蠱主姓名可語便去則便愈亦見蚰蜒合作蠱毒著飲食中使人得瘕病此一種積年乃死療之各自有藥又蘘荷葉密著病人臥席下其病人

自呼蠱主姓名也

療中蠱毒吐血或下血皆如爛肝方

茜草根蘘荷根各三兩㕮咀以水四升煮取二升去滓適寒溫頓服即愈又自當呼蠱主姓名

茜草即染絳草也小品井姚方同也

又方巴豆一枚去心皮熬豉三粒釜底墨方寸匕合擣爲三丸一丸當下毒不可者更服一丸即下

又方鹽一升淳苦酒和一服立吐即愈小品同支方苦酒一升煑鹽消服愈

又方取蚯蚓十四枚以苦酒三升漬之蚓死但服其汁已死者皆可活

又方苦瓠一枚水二升煑取一升服立即吐愈小品同支方用苦酒一升煑令消服神驗

又方皁莢三梃炙去皮子酒五升漬一宿去滓分三服小品同

療飲中蠱毒令人腹內堅痛面目青黃淋露骨立病變無常方取鐵精搗之細篩又別搗烏雞肝以和之丸如梧子大服三丸甚者不過十日微者即愈別有鐵精方

又方猪肝一具蜜一升共煎之令熟分爲二十服

秘方小品同支方分作丸亦得

又方取棗木心剉得一斛著釜中淹之令上有三寸水煑取二斗澄取淸微火煎得五升宿勿食旦服五合則吐蠱毒出小品姚同之

又方雄黃丹砂藜蘆各一兩擣末旦以井華水服一刀圭當下吐蠱蟲出

又方隱荵草汁飲一二升此草桔梗苗人皆食之

治蠱已食下部肚盡腸穿者

取長股蝦蟇青背一枚鷄骨支方一分燒爲灰

合內下部令深入小品同支方屢用大驗姚方

亦同

又方以豬膽瀝內下部中以綿深導內塞之

又方五蠱黄丸最爲療蠱之要其方在備急條中

復有自然飛蠱狀如鬼氣者難

此諸種得眞犀麝香雄黄爲良藥人帶此於身

亦預防之

姚氏療中蠱下血如鷄肝出石餘四藏悉壞唯心

未毁或鼻破

待死方

末桔梗酒服一七日一二葛氏方也

支太醫有十數傳用方

取馬兜零根擣末水服方寸匕隨吐則出極神

驗此物苗似葛蔓緣柴生子似橘子

凡畏已中蠱欲服甘草汁

宜生煑服之當吐疾出若平生預服防蠱毒者

宜熟炙煑服即內消不令吐神驗

又方甘草炙每含咽汁若因食中蠱反毒即自吐

出極良常含咽之永不慮藥及蠱毒也

又有解百毒散在後藥毒條中亦療方

桑白汁一合服之須臾吐利蠱出

席辯刺史傳效二方云並試用神驗

斑猫蟲四枚去足翅炙桃皮五月初五採取去

黑皮陰乾大戟凡三物並擣別篩取斑猫一分

桃皮大戟各二分合和棗核大以米清飲服之

訖吐出蠱一服不差十日更一服差此蠱洪州

最多老媼解療一人得縑二十疋祕方不可傳

其子孫犯法黄花公若干則爲都督因以得之

流傳老媼不復得縑席云已差十餘人也

又方羖羊皮方寸七蘘荷根四兩苦參黄連各二

兩當歸犀角升麻各三兩七物以水九升煑取
三升分三服蠱卽出席云曾與一人服應時吐
蜂皃數升卽差此是姚大夫方

附方

千金翼方療蠱毒
以槲木北陰白皮一大握長五寸以水三升煑
取一升空腹分服卽吐蠱出也

又治蠱毒下血

蝟皮燒末水服方寸匕當吐蠱毒

外臺祕要救急治蠱

以白鴿毛糞燒灰飲和服之

楊氏産乳療中蠱毒

生玳瑁以水磨如濃飲服一盞自解

聖惠方治小兒中蠱下血欲死

擣青藍汁頻頻服半合

治卒中溪毒方第六十四

姚氏中水毒祕方

取水萍曝乾以酒服方寸匕差止又云中水病手足指冷即是若暖非也其冷或一寸極或竟指未過肘膝一寸淺至於肘膝爲劇

葛氏水毒中人一名中溪一名中灑東人呼爲一名水病似射工而無物其診法

初得之惡寒頭微痛目注疼心中煩懊四肢振淅骨節皆强筋急但欲睡旦醒暮劇手逆冷三

日則復生蟲食下瘡不痛不痒不冷人覺視之
乃知不卽療過六七日下部膿潰蟲食五藏熱
極煩毒注下不禁八九日良醫不能療覺得急
當深視下部若有瘡正赤如截肉者爲陽毒最
急若瘡如蠡魚齒者爲陰毒猶小緩要皆煞人
不過二十日欲知是中水毒當作數升湯以小
蒜五寸㕮咀投湯中莫令大熱熱卽無力捩去
滓適寒溫以浴若身體發赤斑文者又無異證

當以他病療之也

病中水毒方

取梅若桃葉擣絞汁三升許以少水解爲飲之

姚云小兒不能飲以汁傅乳頭與之

又方常思草擣絞飲汁一二升并以綿染寸中以

導下部日三過即差

又方擣藍青汁以少水和塗之頭面身體令匝

又方取梨葉一把熟擣以酒一杯和絞服之不過

三

又方取虵苺草根擣作末服之并以導下部亦可

飲汁一二升夏月常行欲入水浴先以少末投

水中流更無所畏又辟射工家中雖以器貯水

浴亦宜少末投水中大佳

今東間諸山縣無不病溪毒春月皆得亦如傷寒

呼爲溪溫未必是射工輩亦盡患瘡痢但寒熱

煩疼不解便致死耳方家用藥與傷寒溫疾相

似令施其單法

五加根燒末酒若漿水飲之荆葉汁佳千金不

傳祕之

又方窋取蓼搗汁飲一二合又以塗身令周匝

取牛膝莖一把水酒共一杯漬絞取汁飲之日

三雄牛膝莖紫色者是也

若下部生瘡已決洞者

秫米一升鹽五升水一石煮作糜坐中即差

又方桃皮葉熟搗水漬令濃去滓著盆中坐漬之有蟲出

又方皁莢燒末綿裹導之亦佳又服牡丹方寸匕日三服

治卒中射工水弩毒方第六十五

江南有射工毒蟲一名短狐一名蜮常在山間水中人行及水浴此蟲口中橫骨角弩唧以射人形影則病其診法

初得或如傷寒或似中惡或口不能語或惡寒熱四肢拘急旦可暮劇困者三日齒間血出不療即死其中人有四種初覺則偏身體視之其一種正黑如墨子而繞四邊　犯之如刺狀其一種作瘡瘡久即穿陷一種突起如石　其一種如火灼人肉熛起作瘡此種最急並皆煞人居溪傍隰地天大雨或逐人行潦流入人家而射人又當養鵝鴨亦可以食人行將

純白鵝以辟之白鴨亦善帶如生犀角佳也

若見身中有此四種瘡處便急療之

急周繞徧去此瘡邊一寸輙灸一處百壯瘡亦

百壯則差

又方赤莧莖葉擣絞取汁飲之以滓傅之姚云服

七合日四五服

又方葫蒜令傅以搨瘡上灸蒜上千壯差

又方白雞矢白者二枚以小餳和調以塗瘡上

又方鼠婦蟲豉各七合巴豆三枚去心合猪脂但
以此藥塗之
又方取水上浮走豉母蟲一枚置口中便差云此
蟲正黑如大豆浮水上相遊者
又方取皁莢一梃尺二者搥碎苦酒一升煎如飴
去滓傅之痛處差
又方馬齒莧搗飲汁　升滓傅瘡上日四五徧則
良驗

又方升麻烏翣各二兩水三升煑取一升盡服之滓傅瘡上不差更作姚同更加犀角二兩

云此蟲含沙射人影便病欲渡水先以石投之口邊角弩發矢言口之兩角能屈伸冬月則蟄再而竭三而衰

有一長角横在口前弩弦臨其角端曲如上弩以氣爲矢用水勢以射人人中之便不能語餘狀如葛氏所說

治卒中沙虱毒方第六十六

山水間多有沙虱甚細略不可見人入水浴及以水澡浴此蟲在水中著人身及陰天雨行草中亦著人便鑽入皮裏其診法

初得之皮上正赤如小豆黍米粟粒以手摩赤上痛如刺三日之後令百節強疼痛寒熱赤上發瘡此蟲漸入至骨則殺人自有山澗浴畢當以布拭身數徧以故帛拭之一度乃傅粉之也

又療沙虱毒方

以大蒜十片著熱灰中溫之令熱斷蒜及熱拄瘡上盡十片復以艾灸瘡上七壯則良

又方斑猫二枚熬一枚末服之燒一枚令絕烟末以傅瘡上卽差又以麝香傅之佳

又方生麝香大蒜合擣以羊脂和著小筒子中帶之行今東間水無不有此浴竟中拭㸌㸌如芒毛針刺熟看見則以竹葉抄挑去之

此見嶺南人初有此者卽以茅葉細細刮去及
小傷皮則爲佳仍數塗苦苣菜汁佳
已深者針挑取蟲子正如疥蟲著爪上映光方見
行動也若挑得便就上灸三四壯則蟲死病除
若覺猶惛惛見是毒已太深便應依土俗作方
術拂出乃用諸湯藥以浴皆一二升出都盡乃
止亦依此方并雜治中溪毒及射工法急救七
日中宜差不爾則仍有飛蟲在身中噉人心藏

便死慎不可輕

治卒服藥過劑煩悶方第六十七

服藥過劑煩悶及中毒多煩悶欲死方

刮東壁土少少以水一二升和飲之良

又方於屋霤下作坎方二尺深三尺以水七升灌坎中以物揚之令沫出取一升飲之未解更作

又方擣藍取汁服數升無藍只洗青絹取汁飲亦得

服藥失度心中苦煩方

飲生葛根汁大良無生者乾葛爲末水服五合

亦可煑服之

又方吞鷄子黄數枚卽愈不差更作

服石藥過劑者

白鴨屎末和水調服之差

又方大黄三兩芒硝二兩生地黄汁五升煑取三

升分三服得下便愈

若卒服藥吐不止者

飲新汲水一升卽止

若藥中有巴豆下痢不止方

末乾薑黄連服方寸匕差

又方煮豆汁一升服之差

附方

外臺祕要治服藥過劑及中毒煩悶欲死

燒犀角末水服方寸匕

治卒中諸藥毒救解方第六十八

治食野葛已死方

以物開口取鷄子三枚和以吞之須臾吐野葛出

又方温猪脂一升飲之

又方取生鴨就口斷鴨頭以血瀝口中入咽則活若口不可開者取大竹筒洞節以頭注其脇取冷水竹筒中數易水須臾口開則可得下藥若

入多者兩脇及臍中各與筒甚佳

又方多飲甘草汁佳

姚方中諸毒藥及野葛已死方

新小便和人屎絞取汁一升頓服入腹即活解

諸毒無過此汁

中酖毒已死者

粉三合水三升和飲之口噤以竹管强開灌之

中射罔毒

藍汁大豆猪犬血並解之

中狼毒毒以藍汁解之

中狼葵毒以葵根汁解之

中藜蘆毒以雄黃葱汁並可解之

中躑躅毒以梔子汁解之

中巴豆毒

黃連小豆藿汁大豆汁並可解之

中雄黃毒以防巳汁解之

中蜀椒毒中蜈蚣毒

二毒桑汁煑桑根汁並解之

中礬石毒以大豆汁解之

中芫花毒以防風甘草桂並解之

中半夏毒以生薑汁乾薑並解之

中附子烏頭毒大豆汁遠志汁並可解之

中杏仁毒以藍子汁解之

食金已死者取鷄屎半升水淋得一升飲之日三

服

又方呑水銀二兩即裹金出少者一兩亦足姚云

一服一兩三度服之扶坐與之令入腹即活

又方鴨血及鷄子亦解之

今取一種而兼解衆毒

取甘草㕮咀濃煑多飲其汁并多食葱中涕並

佳

又方煑大豆令沸多飲其汁無大豆豉亦佳

又方藍青藍子亦通解諸毒常預畜之

又方煑薺苨令濃飲一二升祕方卒無可煑嚼食之亦可作散服之此藥在諸藥中諸藥則皆驗

又方凡煑此藥汁解毒者不可熱飲之諸毒得熱更甚宜使小冷爲良

席辯刺史云嶺南俚人毒皆因食得之多不即覺漸不能食或更心中漸脹并背急悶先寒似瘴微覺即急取一片白銀含之一宿銀變色即是

藥毒也銀青是藍藥銀黃赤是菌藥久久者八眼眼或青或黃赤青是藍藥黃赤是𦼮藥俚人有解療者畏人得知在外預言三百牛藥或云三百兩銀藥余久任以首領親狎知其藥常用俚人不識本草乃妄言之其方並如後也

初得俚人毒藥且令定方

生薑四兩甘草三兩炙切以水六升煮取二升日服三服服訖然後覓藥療之

療方

常山四兩切白鹽四錢以水一斗漬一宿以月盡日漬月一日五更以土釜煑勿令奴婢雞犬見煑取二升旦分再服服了少時即吐以銅器貯取若青色以杖舉五尺不斷者即藥未盡二日後更一劑席辯曾飲酒得藥月餘始覺首領梁璜將士常山與席呼爲一百頭牛藥服之即差差後二十日慎毒食唯有煑飯食之前後得

差凡九九八

又方黃藤十兩嶺南皆有切以水一斗煑取二升分三服服訖毒藥內消若防已俚人藥常服此藤縱得自然不發廗云常服之利小便亦療數人

又方都淋藤十兩嶺南皆有土人悉知俚人呼為三百兩銀其葉細長有三尺微藤生切以水一斗和酒二升煑取三升分三服服訖毒藥並逐

小便出十日慎毒食不差更服之即愈

又方乾藍實四兩白花藤四兩出嶲州者上不得

取野葛同生者切以水七升酒一升煑取半空

腹頓服之少悶勿怪單乾藍擣末頓服之亦差

又療腹内諸毒

都淋藤二兩長三寸並細剉酒三升合安罌中

密封以糠火燒四邊燒令三沸待冷出溫服常

令有酒色亦無所忌大効

若不獲已食俚人食者

先取甘草一寸炙之後熟嚼吞之若食著毒藥即吐便是得藥依前法療之席辯云常囊貯甘草十片以自防

附方

勝金方治一切毒

以膽子礬爲末用糯米糊丸如鷄頭實大以朱砂衣常以朱砂養之冷水化一丸服立差

經驗方解藥毒上攻如聖散

露蜂房甘草等分用麩炒令黄色去麩爲末水二椀煎至八分一椀令温臨卧頓服明日取下惡物

外臺祕要治諸藥石後或熱噤多向冷地卧又不得食諸熱麪酒等方

五加皮二兩以水四升煮取二升半候石發之時便服未定更服

孫思邈論云有人中烏頭巴豆毒

甘草入腹即定方稱大豆解百藥毒嘗試之不

效乃加甘草爲甘豆湯其效更速

梅師方蜀椒閉口者有毒誤食之便氣欲絕或下

白沫身體冷急煎煎桂汁服之多飲冷水一二升

忽食飲吐漿煎濃豉汁服之

聖惠方治硫黃忽發氣悶用羊血服一合效

又方治射罔在諸肉中有毒及漏脯毒

用貝子末水調半錢服效或食麵臛毒亦同用

初虞世方治藥毒祕效

巴豆去皮不出油馬牙硝等分合研成膏冷水

化一彈子許服差

治食中諸毒方第六十九

蜀椒閉口者有毒戟人咽氣便欲絶又令人吐白

沫

多飲桂汁若冷水一二升及多食大蒜即便愈

莨菪毒煑甘草汁擣藍汁飲並良

苦瓠毒煑黍穰令濃飲汁數升佳

食馬肝中毒

取牡鼠屎二七枚兩頭尖者是水和飲之未解者更作

食六畜鳥獸

幞頭垢一錢七小品云起死人又飲豉汁數升良

愼不可飲熱殺人比見在中椒毒含蒜及薺苨

差

鉤吻葉與芥相似誤食之殺人方

薺苨八兩水六升煑取三升服五合日五服又

云此非鉤吻

食諸菜中毒發狂煩悶吐下欲死方

取鷄屎燒末服方寸匕不解更服又煑葛根飲

良

凡物肝臟自不可輕噉自死者彌勿食之生食肝中毒

擣附子末服一刀圭日三服

肉有箭毒以藍汁大豆解射㒳毒

食鬱肉謂在密器中經宿者及漏脯茅屋汁霑脯爲漏脯此前並有毒

燒人屎末酒服方寸匕

又方擣薤汁服二三升各連取以少水和之

食黍米中藏脯中毒方

此是鬱脯煑大豆一沸飲汁數升即解兼解諸

肉漏毒

食自死六畜諸肉中毒方

黄蘗末服方寸匕未解者數服

六畜自死皆是遭疫有毒食之洞下亦致堅積並

宜以痢丸下之

食魚中毒

濃煑橘皮飲汁小品云冬瓜汁最驗

食猪肉遇冷不消必成蟲癥下之方

大黃朴硝各一兩芒硝亦佳煑取一升盡服之

若不消并皮研杏子湯三升和三服吐出神驗

食牛肉中毒煑甘草飲汁一二升

食馬肉洞下欲死者

豉二百粒杏子二十枚㕮咀蒸之五升飯下熟

合擣之再朝服令盡

此牛馬皆謂病死者耳

食鱸魚肝及鯸鮧魚中毒

剉蘆根煑汁飲一二升良

解毒濃煑香蘇飲汁一升

飲食不知是何毒

依前甘草薺苨通療此毒皆可以救之

食菹菜誤吞水蛭蛭噉臟血腸痛漸黃瘦者

飲牛羊熱血一二升許經一宿便暖猪脂一升

飲之便下蛭

食菌遇毒死方

絞人屎汁飲一升即活服諸吐痢丸亦佳又掘地作土漿服二三升則良

誤食野芋欲死療同菌法

凡種芋三年不取亦成野芋即殺人也

附方

梅師方治飲食中毒魚肉菜等

苦參三兩以苦酒一升煎三五沸去滓服之吐出即愈或取煮犀角汁一升亦佳

又方治食狗肉不消心下堅或腹脹口乾發熱妄語煮蘆根飲之

又方杏仁一升去皮水三升煎沸去滓取汁爲三服下肉爲度

金匱方治食蟹中毒

紫蘇煮汁飲之三升以子汁飲之亦治凡蟹未

經霜多毒

又聖惠方以生藕汁或煑乾蒜汁或冬瓜汁並佳

又方治雉肉作臛食之吐下

用生犀角末方寸匕新汲水調下即差

唐崔魏公云某夜暴亡有梁新聞之乃診之曰食毒僕曰常好食竹雞多食半夏苗必是半夏毒

命生薑擂汁折齒而灌之活

金匱方春秋二時龍帶精入芹菜中人遇食之爲

病發時手青肚滿痛不可忍作蛟龍病服硬糖三二升日二度吐出如蜥蜴三二个便差

明皇雜錄云有黃門奉使交廣回周顧謂曰此人腹中有蛟龍上驚問黃門曰卿有疾否曰臣馳馬大庾嶺時當大熱困且渴遂飲水覺腹中堅痞如極周遂以硝石及雄黃煑服之立吐一物長數寸大如指視之鱗甲具投之水中俄頃長數尺復以苦酒沃之如故以器覆之明日已生

一龍矢上甚訝之

治防避飲食諸毒方第七十

雜鳥獸他物諸忌法

白羊不可雜雄雞　羊肝不可合烏梅及椒食

猪肉不可雜羊肝　牛腸不可合犬肉　雄

鷄肉不可合生葱菜　鷄鴨肉不可合蒜及李

子鱉肉等　生肝投地塵芥不著者不可食

暴脯不肯燥及火炙不動并見水而動並勿食

鳥獸自死口不開者不可食

水中魚物諸忌

魚頭有正白連諸脊上不可食　魚無腸膽及頭無魫勿食　魚不合烏雞肉食　生魚目赤不可作鱠　魚勿合小豆藿　青魚鮓不可合生胡荽　鱉目凹者不可食　鱉肉不可合雞鴨子及赤莧菜食之　妊娠者不可食鱠魚

雜果菜諸忌

李子不可合雞子及臨水食之　五月五日不可食生菜　病人不可食生胡芥菜　姙娠勿食桑椹并鴨子巴豆藿　羮半夏菖蒲羊肉細辛桔梗忌菜　甘草忌菘菜　牡丹忌胡荽　常山忌葱　黃連桔梗忌猪肉　茯苓忌大醋　天門冬忌鯉魚

附方

食醫心鏡黃帝云食甜瓜竟食鹽成霍亂

孫真人食忌蓍耳合猪肉食害人又云九月勿食被霜瓜食之令人成反胃病

治卒飲酒大醉諸病方第七十一

大醉恐腹腸爛

作湯於大器中以漬之冷復易

大醉不可安臥常令摇動轉側又當風席地及水洗飲水最忌於交接也

飲醉頭痛方

刮生竹皮五兩水八升煑取五升去滓然後合

納雞子五枚攪調更煑再沸二三升服盡

飲後下痢不止

煑龍骨飲之亦可末服

連月飲酒喉咽爛舌上生瘡

擣大麻子一升末黃蘗二兩以蜜爲丸服之

飲酒積熱遂發黃方

雞子七枚苦酒漬之封密器中納井底二宿當

取各吞二枚枚漸盡愈

大醉酒連日煩毒不堪方

蔓青菜并少米熟煑去滓冷之便飲則良

又方生葛根汁一二升乾葛煑飲亦得

欲使難醉醉則不損人方

擣栢子仁麻子仁各二合一服之乃以飲酒多

二倍

又方葛花并小豆花子末爲散服三二七又時進

葛根飲枇杷葉飲并以雜者乾蒲麻子等皆使
飲而不病人胡麻亦煞酒先食鹽一七後則飲
酒亦倍

附方

外臺祕要治酒醉不醒
九月九日真菊花末飲服方寸七
又方斷酒用驢駒衣燒灰酒服之
又方鸕鷀糞灰水服方寸七

聖惠方治酒毒或醉昏悶煩渴要易醒方

取柑皮二兩焙乾爲末以三錢匕水一中盞煎

三五沸入鹽如茶法服妙

又方治酒醉不醒

用菘菜子二合細研井花水一盞調爲二服

千金方斷酒法

以酒七升著瓶中朱砂半兩細研著酒中緊閉

塞瓶口安猪圈中任猪摇動經七日頓飲之

又方正月一日酒五升淋碓頭杵下取飲

又方治酒病

豉葱白各半升水二升煑取一升頓服

葛仙翁肘後備急方卷之七

備急方卷七

第八册

卷八

治百病備急丸散膏諸要方

治牛馬六畜水穀疫癘諸病方

備急方
卷八

葛仙翁肘後備急方卷之八

瘦樵程永培校

治百病備急丸散膏諸要方第七十二

裴氏五毒神膏療中惡暴百病方

雄黃朱砂當歸椒各二兩烏頭一升以苦酒漬一宿猪脂五斤東面陳蘆煎五上五下絞去滓內雄黃朱砂末攪令相得畢諸卒百病温酒服如棗核一枚不差更服得下即除四肢有病可

摩癰腫諸病瘡皆摩傅之夜行及病冒霧露皆

以塗人身中佳

效方并療時行温疫諸毒氣毒惡核金瘡等

蒼梧道士陳元膏療百病方

當歸天雄烏頭各三兩細辛芎藭朱砂各二兩

乾薑附子雄黄各二兩半桂心白芷各一兩松

脂八兩生地黄二斤擣絞取汁十三物別擣雄

黄朱砂爲末餘㕮咀以釅苦酒三升合地黄漬

藥一宿取猪脂八斤微火煎十五沸白芷黄爲度絞去滓內雄黄朱砂末攪令稠和密器貯之腹內病皆對火摩病上日兩三度從十日乃至三十日取病出差止四肢肥肉風瘴亦可酒温服之如杏子大一枚

主心腹積聚四支痺躄舉體風殘百病效方華佗

虎骨膏療百病

虎骨野葛各三兩附子十五枚重九兩椒三升

杏仁巴豆去心皮芎藭切各一升甘草細辛各一兩雄黃二兩十物苦酒漬周時猪脂六斤微煎三上三下完附子一枚視黃爲度絞去滓乃內雄黃攪使稠和容器貯之百病皆摩傅上唯不得入眼若服之可如棗大內一合熱酒中須臾後拔白髮以傅處即生烏猪瘡毒風腫及馬鞍瘡等洗即差牛領亦然

莽草膏療諸賊風腫痺風入五藏恍惚方

莽草一斤烏頭附子躑躅各三兩四物切以水
苦酒一升漬一宿猪脂四斤煎三上三下絞去
滓向火以手摩病上三百度應手即差耳鼻病
可以綿裹塞之療諸疥癬雜瘡
隱居效驗方云并療手脚攣不得舉動及頭惡風
背脇卒痛等
蛇銜膏療癰腫金瘡瘀血產後血積耳目諸病牛
領馬鞍瘡

蛇銜大黃附子當歸芎藭細辛黃芩椒莽草獨
活各一兩薤白十四莖十一物苦酒淹漬一宿
猪脂三斤合煎於七星火上各沸絞去滓溫酒
服如彈丸一枚日再病在外摩傅之耳以綿裹
塞之目病如黍米注眥中其色緗黃一名緗膏
人又用龍銜藤一兩合煎名爲龍銜膏

神黃膏療諸惡瘡百雜瘡方

黃連黃蘗附子雄黃水銀藜蘆各一兩胡粉二

兩乜物細篩以臘月猪脂一斤和藥調器中無
密塞口蒸五斗米下熟出內水銀又研令調密
藏之有諸瘡先以鹽湯洗乃傅上無不差者
隱居效驗方云此膏塗瘡一度卽瘥時人爲聖
青龍五生膏療天下雜瘡方
丹砂雄黄芎藭椒防已各五分龍膽梧桐皮柏
皮青竹茹桑白皮蜂房蝟皮各四兩蛇蜕皮一
具十三物切以苦酒浸半月微火煎少時乃內

臘月猪脂三斤煎三上三下去滓以傅瘡上併服如棗核大神良

隱居效驗方云主癰疽痔惡瘡等

以前備急諸方故是要驗此來積用效者亦次於後云

扁鵲陷冰丸療内脹病并蠱疰中惡等及蜂百毒溪毒射工

雄黄真丹砂別研礬石熬各一兩將生礬石三

兩半燒之鬼臼一兩半蜈蚣一枚赤足者小炙
斑猫去翅足龍膽附子炮各七枚藜蘆七分炙
杏仁四十枚去尖皮熬擣篩蜜和擣千杵腹內
脹病中惡邪氣飛尸遊走皆服二丸如小豆若
積聚堅結服四丸取痢泄下蟲蛇五色若蠱注
病中惡邪飛尸遊走皆服二三丸以二丸摩痛
上若蛇蜂百病苦中溪毒射工其服者視强弱
大小及病輕重加減服之

丹參膏療傷寒時行賊風惡氣

在外卽支節麻痛喉咽痺寒入腹則心急脹滿胷脇痞塞內則服之外則摩之并癱緩不隨風濕痺不仁偏枯拘屈口喎耳聾齒痛頭風痺腫腦中風動且痛若癰結核漏瘰癧堅腫未潰傅之取消及丹瘮諸腫無頭欲狀骨疽者摩之令消及惡結核走身中者風水遊腫亦摩之其服者如棗核大小兒以意減之日五服數用之悉

效丹參蒴藋各三兩莽草葉躑躅花各一兩秦
膠獨活烏頭川椒連翹桑白皮牛膝各二兩十
二物以苦酒五升油麻七升煎令苦酒盡去滓
用如前法亦用猪脂同煎之若是風寒冷毒可
用酒服若毒熱病但單服牙齒痛單服之仍用
綿裹嚼之比常用猪脂煎藥有小兒耳後癧子
其堅如骨已經數月不盡以帛塗膏貼之二十
日消盡神效無比此方出小品

神明白膏療百病中風惡氣頭面諸病青盲風爛

眥鼻耳聾寒齒痛癰腫疽痔金瘡癬疥主之

當歸細辛各三兩吳茱萸芎藭蜀椒朮前胡白

芷各一兩附子三十枚九物切煎猪脂十斤炭

火煎一沸即下三上三下白芷黄膏成去滓密

貯看病在內酒服如彈丸一枚日三在外皆摩

傅之目病如黍米內兩眥中以目向天風可扇

之瘡蟲齒亦得傅之耳內底着亦療之緩風冷

者宜用之

成膏

清麻油十三兩菜油亦得黄丹七兩二物鐵鐺文火煎麤濕柳批篦攪不停至色黑加武火仍以扇扇之攪不停烟斷絶盡看漸稠膏成煎須淨處勿令雞犬見齒瘡帖痔瘡服之

藥子一物方

婆羅門胡名船疎樹子國人名藥療病唯須細

研勿令麤皆取其中人去皮用之

療諸疾病方

卒得吐瀉霍亂蠱毒臍下絞痛赤痢心腹脹滿宿食不消蛇螫毒入腹被毒箭入腹並服二枚取藥子中人暖水二合研碎服之疽瘡附骨疽腫丁瘡癰腫此四病量瘡腫大小用藥子中人煖水碎和猪膽封上瘑腫冷遊腫癬瘡此五病用醋研封上蛇螫惡毛蝎蜈蚣等螫沙虱射工

此六病用㬉水研赤莧和封之婦人難產後腹中絞痛及惡露不止痛中瘀血下此六病以一枚一杯酒研温服之帶下暴下此二病以粟汁研温服之䶢蟲食齒細削内孔中立愈其擣末篩着瘡上甚主肌肉此法出支家大醫本方

服鹽方療暴得熱病頭痛目眩并卒心腹痛及欲霍亂痰飲宿食及氣滿喘息久下赤白及積聚吐逆乏氣少力顏色痿黃瘴瘧諸風其服法

取上好鹽先以大豆許口中含勿咽須臾水當滿口水近齒更用方寸七抄鹽內口中與水一時咽不爾或令消盡喉若久病長服者至二三月每旦先服或吐即安急卒病可服三方寸七取即吐痢不吐不痢更加服新患瘧服即差心腹痛及滿得吐下亦佳久病每上以心中熱爲善三五日亦服佳加服取吐痢痢不損人久服大補奔豚腎氣五石無不差之病但恨人不服

不能久服此療治不一小品云卒心痛鬼氣宿食不消霍亂氣滿中毒鹹作湯服一二升當便吐之良

葛氏常備藥

大黃桂心甘草乾薑黃連椒术吳茱萸熟艾雄黃犀角麝香菖蒲人參芍藥附子巴豆半夏麻黃柴胡杏仁葛根黃芩烏頭秦膠等此等藥並應各少許

以前諸藥固以大要嶺南使用仍需者今復疏之衆藥并成劑藥自常和合貯此當備最先於衣食耳

常山十四兩蜀漆石膏一斤阿膠七兩牡蠣朱砂大青各七兩鱉三枚鯪鯉甲一斤烏賊魚骨馬藺子一大升蜀升麻十四兩檳榔五十枚龍骨赤石脂羚羊角三枚橘皮獨活其不注兩數者各四兩用芒硝一升良

成劑藥

金牙散玉壺黃丸三物備急藥紫雪丹參莽草膏玉黃丸度瘴散末散理中散痢藥丁腫藥其有側注者隨得一種為佳

老君神明白散

朮附子炮各二兩烏頭炮桔梗二兩細辛一兩擣篩旦服五方寸匕若一家有藥則一里無病帶行者所遇病氣皆削若他人得病者溫酒服

一方寸七若已四五月者以散三七水三升煮

三沸服一升取汗卽愈

云常用辟病散

眞珠桂肉各一分貝母三分杏仁二分熬雞子

白熬令黄黑三分五物擣篩歲旦服方寸七若

歲中多病可月月朔望服

單行方

南向社中栢東向枝取曝乾末服方寸七姚云疾

疫流行預備之名爲栢枝散服神良删煩方云

旦南行見社中栢即便收取之

斷温病令不相染方

熬豉新米酒漬常服之

小品正朝屠蘇酒法令人不病温疫

大黄五分川椒五分朮桂各三分桔梗四分烏

頭一分菝葜二分七物細切以絹囊貯之十二

月晦日正中時懸置井中至泥正曉拜慶前出

之正旦取藥置酒中屠蘇飲之於東向藥置井

中能迎歲可世無此病此華佗法武帝有方驗

中從小至大少隨所堪一人飲一家無患飲藥

三朝

一方有防風一兩

姚大夫辟温病粉身方

芎藭白芷藁本三物等分下篩内粉中以塗粉

於身大良

附方

張仲景三物備急方司空裴秀爲散用療心腹諸疾卒暴百病

用大黄乾薑巴豆各一兩須精新好者擣篩蜜和更擣一千杵丸如小豆服三丸老小斟量之爲散不及丸也若中惡客忤心腹脹滿卒痛如錐刀刺痛氣急口噤停尸卒死者以煖水苦酒服之若不下捧頭起灌令下喉須臾差未知更

與三丸，腹當鳴轉，即吐下，便愈。若口已噤，亦須折齒灌之，藥入喉即瘥。

崔氏海上方云：威靈仙去衆風，通十二經脈，此藥朝服暮效。疎宣五臟冷膿宿水變病，微利不瀉。人服此，四肢輕健，手足溫煖，並得清涼。時商州有人患重足不履地，經十年不瘥。忽遇新羅僧見云：此疾有藥可理。遂入山求之，遣服數日，平復。後留此藥名而去。此藥治丈夫婦人中風不語手足不隨口眼喎斜筋骨節風胎風頭風暗風心風風狂人傷寒頭痛鼻淸涕服經二度傷寒卽止頭旋目眩白癜風極治大風皮膚風痒大毒熱毒風瘡深治勞疾連腰骨節風遶腕風言語澁滯痰積宣通五臟腹內宿滯心頭痰水膀胱宿膿口中涎水好喫茶漬手足頑痺冷熱氣壅腰膝疼痛久立不得浮氣瘴氣憎寒壯熱頭痛尤甚攻耳成膿而聾又衝眼赤大小腸秘

服此立通飲食𨚫住黄疸黑疸面無顏色瘰癧
遍項産後秘澁壁腰痛曾經損墜心痛注氣膈
氣冷氣攻衝腎臟風壅腹肚脹滿頭面浮腫注
毒脾肺氣痰熱欬嗽氣急坐卧不安疥癬等瘡
婦人月水不來動經多日血氣衝心陰汗盜汗
鵶臭穢甚氣息不堪勤服威靈仙更用熱湯盡
日頻洗朝塗若唾若治鵶臭藥自塗身上内外
塗之當得平愈孩子無辜令　母含藥灌之痔疾

秘澁氣痢絞結並皆治之威靈仙一味洗焙爲
末以好酒和令微濕入在竹筒內牢塞口九蒸
九曝如乾添酒重酒之以白蜜和爲丸如桐子
大每服二十至三十丸湯酒下
千金方當以五月五日午時附地刈取菓耳葉
洗曝燥搗下篩酒若漿水服方寸七日三夜三
散若吐逆可蜜和爲丸準計一方七數也風輕
易治者日再服若身體有風處皆作粟肌出或

如麻豆粒此此爲風毒出也可以針刺潰去之皆黄汁出乃止五月五日多取陰乾著大瓮中稍取用之此草辟惡若欲省病省疾者便服之令人無所畏若時氣不和舉家服之若病胃脹滿心悶發熱卽服之并殺三蟲腸痔能進食一周年服之佳七月七九月九可採用

治牛馬六畜水穀疫癘諸病方第七十三

治馬熱蚛顙黑汗鼻有膿啌啌有膿水草不進方

黄芪蔞根貝母桔梗小青梔子仁吳藍款冬花大黄白鮮皮黄芩鬱金各二大兩黄蘗馬牙硝各四大兩擣篩患相當及常要啖重者藥三大兩地黄半斤豉二合蔓菁油四合合齊前啖至晚飼大效

馬遠行到歇處良久與空草熟刷刷罷飲飲竟當飼

困時與料必病及水穀

六畜瘡焦痂以麪膠封之即落

馬急黄黑汗

右割取上斷訖取陳久靴爪頭水漬汁灌口如不定用大黄當歸各一兩鹽半升以水三升煎取半升分兩度灌口如不定破尾尖鑱血出即止立效

馬起臥胞轉及腸結此方並主之

細辛防風芍藥各一兩以鹽一升水五升煮取

二升半分為二度灌後灌前用芒硝鬱金寒水石大青各一兩水五升煮取二升半以酒油各半升和攪分二度灌口中

馬羯骨脹

取四十九根羊蹄燒之熨骨上冷易之如無羊蹄楊柳枝指𪘨者炙熨之不論數

啖鹽法

飲馬以寅午二時晚少飲之

鹽須乾天須晴七日大馬一啗一升小馬半升用長柄杓子深內咽中令下肥而强水草也

治馬後冷

豉葱薑各一兩水五升煮取半升和酒灌之即瘥

蟲顙十年者

醬清如膽者半合分兩度灌鼻每灌一兩日將息不得多多節損馬也

蟲顙重者

葶藶子一合熬令紫色擣如泥桑根白皮一大握大棗二十枚擘水二升煮藥取一升去滓入葶藶擣令調勻適寒温灌口中隔一日又灌重者不過再瘥

蟲顙馬鼻沫出梁腫起者不可治也

驢馬胞轉欲死

擣蒜内小便孔中深五寸立瘥又用小兒屎和

水灌口立瘥

又方騎馬走上坂用木腹下來去擦以手內大孔探却糞大效探法剪却指甲以油塗手恐損破

馬𩪍

脊瘡以黄丹傅之避風立瘥

疥以大豆熬焦和生油麻擣傅醋泔淨洗

目暈以霜後楮葉細末一日兩度管吹眼中即瘥

馬蛆蹄

槽下立處掘一尺埋雞子許大圓石子令常立

上一兩日永差

啖大麻子

淨擇一升飼之治唑及毛焦大效

疥以樗根末和油麻塗先以皂莢或米泔淨洗之

洗了塗令中間空少許放蟲出下得多塗恐瘡

大

秘療疥以巴豆膩粉研油麻塗定洗之塗數日後

看更驗

葛仙翁肘後備急方卷之八終